Bipin Chaurasia

Meningioma

Bipin Chaurasia

Meningioma

ScienciaScripts

Imprint

Any brand names and product names mentioned in this book are subject to trademark, brand or patent protection and are trademarks or registered trademarks of their respective holders. The use of brand names, product names, common names, trade names, product descriptions etc. even without a particular marking in this work is in no way to be construed to mean that such names may be regarded as unrestricted in respect of trademark and brand protection legislation and could thus be used by anyone.

Cover image: www.ingimage.com

This book is a translation from the original published under ISBN 978-620-2-31180-9.

Publisher:
Sciencia Scripts
is a trademark of
Dodo Books Indian Ocean Ltd. and OmniScriptum S.R.L publishing group

120 High Road, East Finchley, London, N2 9ED, United Kingdom
Str. Armeneasca 28/1, office 1, Chisinau MD-2012, Republic of Moldova, Europe
Managing Directors: Ieva Konstantinova, Victoria Ursu
info@omniscriptum.com

Printed at: see last page
ISBN: 978-620-3-55173-0

DEDICAÇÃO

Aos meus pais

Shri Kamal Prasad Chaurasia e Indu Devi Chaurasia

Mulher

Shusma chaurasia

Irmãos

Subi Nandani Chaurasia e Siddhant Chaurasia

Irmão

A família e os professores do Dr. Raushan kumar chaurasia pelo seu apoio moral e mental para realizar a minha carreira em Neurocirurgia e a todos os doentes neurocirúrgicos.

RECONHECIMENTO

Expresso a minha gratidão e louvor aos meus pais, por me terem dado amor e apoio para construir a minha carreira no domínio da Neurocirurgia.

É para mim um prazer transmitir o meu profundo apreço e gratidão ao Professor Kanak Kanti Barua, Presidente do Departamento de Neurocirurgia da Universidade de Medicina Bangabandhu Sheikh Mujib, por me ter dado a ideia de selecionar este tema e pela sua sugestão inovadora, supervisão constante e conselhos sinceros durante o período de estudo. Sem a sua ajuda, este estudo não seria possível. Estou profundamente afetado pelo seu carácter nobre, perfeição, cuidado e contemplação.

Tenho o privilégio de expressar os meus humildes cumprimentos e o meu mais profundo sentido de gratidão ao Professor Mohammad Afzal Hossain, Professor, Departamento de Neurocirurgia, BSMMU, pela sua estimada supervisão, ideias inspiradoras, encorajamento entusiástico e interesse ardente no meu trabalho de tese.

ATM Mosharef Hossain, Professor e coordenador do curso, Departamento de Neurocirurgia, Bangabandhu Sheikh Mujib Medical University (BSMMU), Shahbag, Dhaka, Bangladesh, pelos seus valiosos conselhos e pela sua constante inspiração para a conclusão deste trabalho de tese.

Estou muito grato ao Professor Associado Akhlaque Hossain Khan, Diretor da unidade IV, Departamento de Neurocirurgia, BSMMU, Dhaka, pelos seus valiosos conselhos, simpatia afectuosa e encorajamento para a realização deste trabalho de tese.

Estou profundamente grato ao Prof. Dr. G. H. Rabbani, Diretor do Departamento de Saúde Pública e Informática da BSMMU, pelos seus valiosos conselhos e correcções para a conclusão desta tese.

Gostaria de expressar a minha mais profunda gratidão aos meus respeitados professores Dr. Moududul Haque, Dr. Dhiman Chowdhury, Dr. Mohammad Hossain, Dr. Ayub Ansari, Dr. Haradhan Debnath, Professores Associados, Departamento de Neurocirurgia, BSMMU, pela sua supervisão constante, cooperação amável, sugestões valiosas, críticas úteis e toda a ajuda possível necessária para o trabalho de campo do estudo.

Gostaria de exprimir a minha gratidão aos meus professores Dr. S. I. M. Khairun Nabi Khan, Dr. Asifur Rahman, Dr. Samshul Alam, Dr. Rezaul Amin, Dr. K. M. Tarikul Islam, Dr. Atiqur Rahman, Professores Assistentes, Departamento de Neurocirurgia e BSMMU pelo seu apoio contínuo, encorajamento regular e cooperação na realização deste trabalho de tese.

Gostaria de estender os meus agradecimentos ao Dr. Robert Ahmed Khan e ao Dr. Abu Saleh Mohammad Abu Obaida, médicos do Departamento de Neurocirurgia da BSMMU, por me terem orientado e apoiado ao longo do meu trabalho de tese.

Estou igualmente grato aos meus superiores, colegas, irmãs e pessoal do Departamento de Neurocirurgia da BSMMU pelo seu apoio ao longo do meu período de estudo.

Dr. Bipin Kumar Chaurasia

ÍNDICE DE CONTEÚDOS

CAPÍTULO 1   9

CAPÍTULO 2   15

CAPÍTULO 3   37

CAPÍTULO 4   46

CAPÍTULO 5   57

CAPÍTULO 6   61

CAPÍTULO 7   62

CAPÍTULO 8   63

CAPÍTULO 9   64

CAPÍTULO 10   68

ABREVIATURAS

BSMMU   - Bangabandhu Sheikh Mujib Medical University

CNS   - Central Nevous System

CSF   - Cerebro spinal fluid

CT   -Computed tomography

FLAIR   - Fluid Attenuated Inversion Recovery

Gd-DTPA   - Gadolinium-diethylene triamine penta acitic acid

GTR   -Gross total resection

IRB   - Institutional Review Board

MRI   - Magnetic Resonance Imaging

MS   - Master of Surgery

NF-2   - Neurofibromatosis type 2

SD   - Standard Deviation

SPSS   - Statistical package for social science

STR   - Subtotal resection

T1WI   - T1 weighted image

T2WI   - T2 weighted image

WHO   - World Health Organization

RESUMO

Antecedentes: O meningioma é o tumor intracraniano mais comum. As suas diferentes localizações têm diferentes classificações histopatológicas. Tanto a localização como a classificação histopatológica da OMS são os factores mais importantes na determinação dos resultados cirúrgicos. A identificação da localização do meningioma através de RM pré-operatória é muito importante para dar uma pista sobre a natureza histopatológica do tumor. Desta forma, será possível obter uma ressecção mais adequada do tumor e até mesmo a substituição da dura-máter no tratamento do meningioma avançado.

A avaliação pré-operatória da histopatologia, de acordo com a localização do meningioma, pode ajudar o neurocirurgião a criar estratégias de operação para minimizar a perda de sangue por operação, preservar as estruturas neurovasculares e minimizar as complicações neurológicas pós-operatórias, bem como a terapia adjuvante pós-operatória para variedades de tumores parcialmente removidos ou malignos. A RM é uma técnica não invasiva que também permite aos cirurgiões, no pré-operatório, fornecer informações valiosas que afectam a avaliação dos riscos, a gestão dos doentes e a otimização do fluxo de trabalho.

Objectivos: Verificar a associação entre a classificação histopatológica e a localização anatómica no meningioma intracraniano.

Método e material: O nosso estudo foi um estudo observacional do tipo transversal, realizado nos Departamentos de Neurocirurgia da Bangabandhu Sheikh Mujib Medical University (BSMMU) de junho de 2016 a janeiro de 2018. Foram selecionados 47 casos de acordo com os critérios de inclusão e exclusão, após obtenção do consentimento informado por escrito. Foi recolhida a história dos doentes. Foram realizados exames gerais e neurológicos minuciosos. A ressonância magnética do cérebro foi estudada com cuidado e as localizações foram claramente determinadas.

Estes doentes foram então submetidos a cirurgia e as amostras ressecadas foram enviadas para histopatologia, onde foram recolhidos os relatórios histológicos pós-operatórios.

Análise estatística: Os dados foram processados e analisados utilizando o programa informático SPSS Statistics (Statistical Package for Social Sciences) versão 22. A localização do meningioma na RM pré-operatória foi comparada com a classificação histopatológica pós-operatória por meio do teste do qui-quadrado. O valor de $p < 0,05$ foi considerado como teste de significância.

RESULTADOS: Nosso estudo incluiu 47 casos de meningioma intracraniano com idade variando de 25 a 65 anos (média de $43,9 \pm 11,7$ anos). A proporção entre homens e mulheres foi de 1,76:1. Os sintomas mais comuns foram fraqueza nos membros (78,7%), vómitos (61,7%) e convulsões (61,7%), perturbações visuais (57,4%) e cefaleias (12,8%), com perturbação da função mental (2,1%). As localizações anatómicas mais comuns foram a parassagital 12 (25,5%), seguida da crista esfenoidal 11 (23,4%), convexidade cerebral 10 (21,3%), tuberculum sellae 4 (8,5%), parafalcina 4 (8,5%), sulco olfativo 2 (4,3%), petroclival 2 (4,3%), ângulo ponto-cerebelar 1 (2,1%) e tentorial 1 (2,1%). Relativamente aos subtipos histológicos de meningioma segundo a classificação da OMS, o subtipo mais comum foi o meningotelial 21 (44,7%), seguido do transicional 9 (19,1%), fibroso 5 (10,6%), angiomatoso 3 (6,4%), atípico 3 (6,4%), psamomatoso 2 (4,3%), anaplásico 2 (4,3%), secretor 1 (2,1%) e microcístico 1 (2,1%).

Relativamente à classificação do meningioma pela OMS, a maioria dos tumores pertencia ao meningioma de grau I (baixo grau) da OMS, com 42 (89,4%). Os graus II e III da OMS (alto grau) eram 3 (6,4%) e 2 (4,2%), respetivamente.

A análise estatística mostra que não existe uma associação significativa entre a classificação histopatológica e a localização anatómica no meningioma intracraniano, uma vez que o valor de p foi > 0,05.

Conclusão: O presente estudo não encontrou associação entre a classificação histopatológica e a localização anatómica no meningioma intracraniano.

1. INTRODUÇÃO

O termo meningioma, que surge das células da capa aracnoide das leptomeninges, foi cunhado por Harvey Cushing em 1922. Representa cerca de 15 % de todos os tumores intracranianos primários. Este tumor ocorre mais frequentemente nas 4-6th décadas de vida, sendo a idade média de diagnóstico de 45 anos. O sexo feminino é mais frequentemente afetado do que o masculino, sendo o rácio 2:1 para o meningioma intracraniano (Smita shah et al. 2013). A incidência global de meningioma na população em geral é de 2,3/100 000 pessoas, cuja incidência aumenta a cada década de vida e atinge o seu pico no grupo etário dos 60-69 anos nos homens e dos 70-79 anos nas mulheres (Prabhu et al. 2014).

O meningioma é o tumor não glial mais comum do sistema nervoso central (J.watt et al. 2013).A localização mais comum e frequente do meningioma inclui convexidade (20-34%), parassagital e falcina (18-22%), fossa craniana esfenoidal e média (17-25%), frontobasal (10%), fossa posterior (9-15%), incluindo o tentorium cerebelli (2-4%), convexidade cerebelar (5%), ângulo cerebelopontino (2-4%), intraventricular (2-5%) e orbital (<1-2%) (Akira Kunimatsu et al. 2016).

A localização supratentorial é a localização mais comum, sendo que apenas 8-10% dos meningiomas estão localizados na região infratentorial. A localização mais comum do meningioma infratentorial é o meningioma da convexidade cerebelar (5%) e o meningioma do ângulo ponto-cerebelar (2-4%) (Gabriela-Florenta Dumitescu et al.2010). O meningioma é classificado pela Organização Mundial de Saúde (OMS) em três graus, com base no aumento da anaplasia histológica e no comportamento agressivo do tumor, com maior risco de recorrência. As categorias são: benigno grau 1 da OMS (>90%), atípico ou limítrofe grau 2 da OMS (5%), ou maligno grau 3 da OMS (3-5%).

Meningotelial, transicional, fibroblástico, angiomatoso, secretor, psammomatoso, microcístico, linfoplasmocítico rico são os subtipos que são mantidos em categorias benignas. O meningioma de grau 2 é atípico, de células claras e coroide, ao passo que o grau 3 inclui rabdoide, anaplásico e papilar (A.Moradi et al. 2008). Para todos os meningiomas, o subtipo histopatológico mais comum é o meningoteliomatoso (63%), seguido do transicional (19%), fibroso (13%) e psamomatoso (2%) (Gabriela-Florenta Dumitrescu et al. 2010).

Entre os tumores de grau 1 da OMS, o subtipo histopatológico mais comum é o tipo meningotelial, cuja localização mais comum é a área parassagital. Outras localizações são a parafalcina anterior, a crista esfenoidal, a convexidade, etc. Os tipos fibroblástico, transicional e psammomatoso surgem na região parassagital, parafalcina anterior, crista esfenoidal, convexidade e região tentorial. Na fossa posterior, os subtipos fibroso (37,79%) e psamomatoso (24,13%) são mais comuns. Os tumores de grau 2 da OMS têm geralmente origem nos ângulos cerebelopontinos, intraventricular, na crista esfenoidal e na região parafalcina posterior. Entre os tumores de grau 3 da OMS, os subtipos rabdóides têm origem na região parafalcina posterior, tentorial, ângulo cerebelopontino e áreas peritorculares, enquanto os anaplásicos têm origem na crista esfenoidal e na região cerebelopontina. O meningioma papilar ocorre na região intraventricular e do tubérculo da sela. Isso indica que a fossa posterior engloba mais meningiomas malignos (Bhat et al. 2014).

O meningioma psamomatoso ocorre frequentemente no sulco olfativo (Aydin Sav et al. 2010). O subtipo histológico benigno mais comum no meningioma da fossa posterior é o fibroso (37,79%) e o psamomatoso (24,13%) (Bhat et al.2014).

O aspeto do meningioma na TC e na RMN é típico e o diagnóstico é direto. A TC sem contraste detecta 85% e a TC com contraste detecta 95% de todos os meningiomas intracranianos. Alguns dos achados da TC e da RM com base nos quais os meningiomas são diagnosticados são a localização extra-axial, a ligação dural ampla, a fenda do LCR, a margem bem circunscrita, a captação homogénea de contraste e alguns deles apresentam alterações ósseas e calcificações (Canan et al. 2010).

A ressonância magnética (RM) é a modalidade de eleição para a investigação de meningiomas, proporcionando uma diferenciação superior de contraste e, normalmente, a capacidade de diferenciar entre lesões intra e extra axiais (J.Watts et al. 2013).

O tratamento de escolha é a cirurgia para o meningioma sintomático. A remoção completa do tumor com a sua base dural é o tratamento primário mais comum do meningioma, uma vez que proporciona uma oportunidade óptima para a remissão a longo prazo, enquanto a radioterapia de feixe externo, a radiocirurgia, a embolização arterial e a quimioterapia desempenham um papel mais adjuvante quando considerado necessário (Alexiou et al. 2010).

Em suma, podemos dizer que existe alguma correlação entre o tipo histológico do meningioma intracraniano e a localização das origens. Por conseguinte, foi estabelecido um exame histológico específico para o meningioma em locais específicos para um tratamento específico. Se o meio pré-operatório e a célula de origem do meningioma forem conhecidos, o tratamento pode

mudar para um melhor fim no futuro devido a esta correlação estabelecida (Bhat et al. 2014).

1.1 JUSTIFICAÇÃO DO ESTUDO

O meningioma é o tumor intracraniano mais frequente, com diferentes localizações e diferentes classificações histopatológicas. Tanto a localização como a classificação histopatológica da OMS são os factores mais importantes na determinação dos resultados cirúrgicos. A identificação da localização do meningioma através de uma RM pré-operatória é muito importante para dar uma pista sobre a natureza histopatológica do tumor. Desta forma, será possível obter uma ressecção mais adequada do tumor e até mesmo a substituição da dura-máter no tratamento do meningioma avançado.

Isto também ajudará a planear a agressividade da cirurgia e a extensão da ressecção do tumor, minimizando assim a morbilidade e a mortalidade dos doentes. Também ajuda a prevenir as complicações neurológicas. Alguns meningiomas são de alto grau e altamente vasculares, bem como alguns apresentam hiperostose do osso sobrejacente e envolvimento da dura-máter, pelo que o conhecimento pré-operatório da sua natureza histopatológica ajudará na preparação dos doentes e na necessidade de transfusão sanguínea no caso de tumores altamente vasculares. Isto leva a uma melhor ressecção do tumor com otimização dos resultados.

O meningioma de alto grau pode ser invasivo e pode envolver estruturas neurovasculares adjacentes e pode invadir o parênquima cerebral, neste caso torna-se difícil de remover completamente, pelo que pode ser feito um plano prévio para remover a ressecção subtotal, quase total ou total do tumor. Isto pode levar à preservação de estruturas vitais e diminuir a morbilidade e os resultados. Isto ajuda ainda a planear previamente outros tratamentos, como a adição de radiocirurgia e terapia adjuvante no pós-operatório.

Também ajuda no aconselhamento pré-operatório dos doentes e das partes dos doentes relativamente à natureza da doença, à sua progressão, à recorrência e ao resultado pós-operatório

1.   2HIPÓTESE

A localização anatómica do meningioma tem uma associação significativa com o tipo histopatológico do meningioma.

1.   3OBJECTIVOS

1.3.   1 Generalidades

. Avaliar a associação entre a localização anatómica e os tipos histológicos dos tumores

   cerebrais meníngeos (meningiomas) .

1.3.   2Específico

Avaliar a localização do meningioma na ressonância magnética.

Avaliar a classificação histopatológica do meningioma intracraniano.

Estabelecer uma associação entre a localização do meningioma e a sua classificação histopatológica.

Ver as diferentes classificações histopatológicas da OMS em diferentes localizações do meningioma.

Isto ajudará no planeamento cirúrgico pré-operatório, na escolha de diferentes métodos de abordagem cirúrgica, na avaliação da perda de sangue durante a operação com base na vascularização.

Construir um modelo que possa prever o meningioma com caraterísticas histopatológicas avançadas, recolhendo alguns resultados da RM, como o sinal da cauda dural, o padrão de captação de contraste, a hiperostose óssea e o envolvimento da dura-máter.

CAPÍTULO 2

2. REVISÃO DA LITERATURA

2.1 Estudos anteriores relacionados

A classificação da OMS do meningioma foi categorizada como benigna, atípica e maligna. A curiosidade de conhecer os subtipos histopatológicos prováveis no pré-operatório pelo local de origem pode mudar o manejo futuro do meningioma na forma de extensão da ressecção e tratamento adjuvante. (Bhat et al .2015).

Não existe literatura suficiente para sugerir uma associação entre a localização anatómica e os subtipos histopatológicos do meningioma intracraniano e a sua localização de origem. A evidência de correlação entre a localização anatómica do meningioma intracraniano e os graus histopatológicos facilitará o diagnóstico específico e o tratamento preciso. Bhat et al. (2014) realizaram um estudo retrospetivo de 729 meningiomas e concluíram que a correlação é evidente, mas é necessária mais investigação para estabelecer os factos.

Gabriela et al. (2010). Nos seus 35 pacientes, identificou uma associação significativa entre a histologia do meningioma da fossa posterior e o seu local de origem. Ele relatou que 100% dos meningiomas de convexidade cerebelar eram histologicamente do subtipo fibroso, embora a maioria dos subtipos angiomatosos se originasse do ângulo ponto-cerebelar. O meningioma petroclival foi responsável por uma incidência mais elevada de 11,42% de todos os meningiomas da fossa posterior.

Wu et al. (2005), na sua série de 82 casos de meningioma da petrosa posterior, referiram

15

que o subtipo angiomatoso só pode ser encontrado no ângulo ponto-cerebelar, uma vez que a superfície posterior da petrosa do osso temporal é relativamente única em relação aos seios venosos.

Chung et al. (2007), nos seus 68 casos, encontraram uma associação significativa entre a localização anatómica e a histopatologia do meningioma. Verificaram uma elevada ocorrência de meningiomas, tais como meningotelial, fibroblástico, transicional e psamomatoso, em locais anatómicos comuns, tais como parasagital, parafalcino anterior, convexidade cerebral e crista esfenoidal.

Bhat et al. (2015), em sua grande série de 729 meningiomas, relataram associações significativas. Eles descobriram que o meningioma de grau 1 da OMS, como secretor, angiomatoso, rico em linfoplasmocitário, metaplásico e microcístico, tem localizações mais comuns na crista parafalcina anterior, para-sagital e esfenoidal. O tipo 2 da OMS, tipo atípico, surge na convexidade, tentório e crista esfenoidal, tipo coroide baseado nas áreas parassagitais e tentoriais, tipo de células claras ligadas à convexidade. Enquanto que o grau 3 da OMS, tipo rodoide encontrado na parafalcina posterior, tentorial, ângulo cerebelopontino, peritorcular, tipo anaplásico surgiu da crista esfenoidal e dos ângulos cerebelopontinos, enquanto que as variantes papilares surgem das áreas intra-ventriculares e do tubérculo da sela.

Smita Shah et al. (2013) descobriram, nos seus 51 casos, que o meningioma meningoteliomatoso é o subtipo mais comum encontrado na convexidade do cérebro. O meningioma de células claras é mais comum na fossa posterior, enquanto o meningioma aschordoid é tipicamente supratentorial.

Lee et al. (2006), na sua série de 794 doentes, encontraram uma associação significativa entre o subtipo meningotelial e o local de origem do tumor, sendo que a maioria dos tumores com origem no neuroeixo da linha média eram meningoteliomas. Entre os 14 meningiomas clinoidais da sua série, todos eram do subtipo meningotelial.

Kros et al. (2001) concluíram que, embora a literatura mais antiga indique que os meningiomas meningoteliais se localizam preferencialmente no sulco olfativo, na crista esfenoidal, no canal ótico e na órbita, nenhum estudo até agora investigou especificamente a associação entre o local do tumor e os subtipos histológicos.Nos seus 42 casos, mostraram uma associação entre os meningiomas das localizações anteriores da base do crânio (sulco olfativo e processo clinoide) e os subtipos meningoteliais, o que indica que o subtipo meningotelial pode ser um tumor único com uma predileção por um determinado local de origem.

2.2 ANATOMIA MACROSCÓPICA DOS REVESTIMENTOS DO CÉREBRO

O sistema nervoso central é constituído pelo cérebro e pela medula espinal que, em conjunto, actuam como uma unidade funcional. Ambos estão cobertos por membranas chamadas meninges, que formam um saco cheio de líquido cefalorraquidiano (Schuenke et al. 2010).

Revestimento do cérebro (meninges):

As meninges que envolvem o cérebro têm três camadas, como se segue:

1. camada exterior

2. camada intermédia

3. camada interior

Camada externa: também designada por dura-máter, é uma camada resistente de tecido conjuntivo colagénico, com duas camadas: uma camada meníngea interna e uma camada endosteal externa. A camada periosteal adere firmemente ao periósteo das calvárias no interior da cavidade craniana, mas é fácil separar a camada interna do osso nesta região, deixando-a sobre o cérebro, como mostra a figura 1.

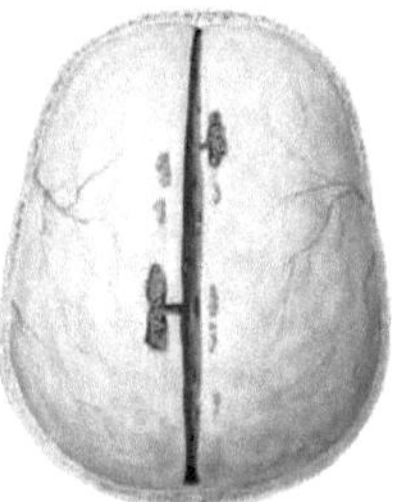

Figura 1: Camada exterior (Duta Mater)

Camada intermédia:

A camada intermédia é denominada membrana aracnoide, que é uma membrana translúcida através da qual se pode ver o cérebro e os vasos sanguíneos no espaço subaracnoide (Figura?).

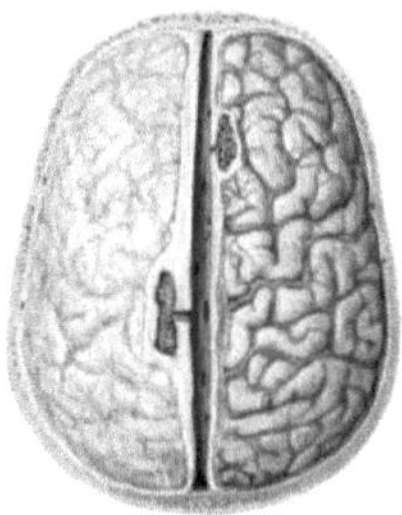

Figura 2: Camada média (membrana aracnoide)

Camada interior:

A camada mais interna é denominada pia-máter, que investe diretamente o cérebro e reveste as suas fissuras.

2.3 fornecimento de sangue à dura-máter:

A dura-máter é irrigada por numerosos vasos sanguíneos. Na fossa craniana anterior, a dura-máter é irrigada pelo ramo meníngeo anterior das artérias etmoidais e carótidas internas anterior e posterior e por um ramo das artérias meníngeas médias (Figura 3).

A dura-máter da fossa média é fornecida pelo ramo meníngeo médio e acessório da artéria maxilar, por um ramo da artéria faríngea ascendente, por ramos da artéria carótida interna e pelo ramo recorrente da artéria lacrimal

A dura-máter da fossa posterior é suprida pelo ramo meníngeo da artéria occipital, pelo ramo meníngeo posterior da artéria vertebral e por pequenos ramos ocasionais da artéria faríngea ascendente, que entram pelo forame jugular e pelo canal hipoglosso. As artérias meníngeas cranianas são distribuídas principalmente para o osso. Em contraste com o suprimento arterial da dura-máter espinhal, apenas ramos arteriais muito finos são distribuídos para a dura-máter craniana propriamente dita. Os ramos mais pequenos dos vasos meníngeos encontram-se, portanto, principalmente na camada endosteal da dura-máter (Mancall et al. 2010).

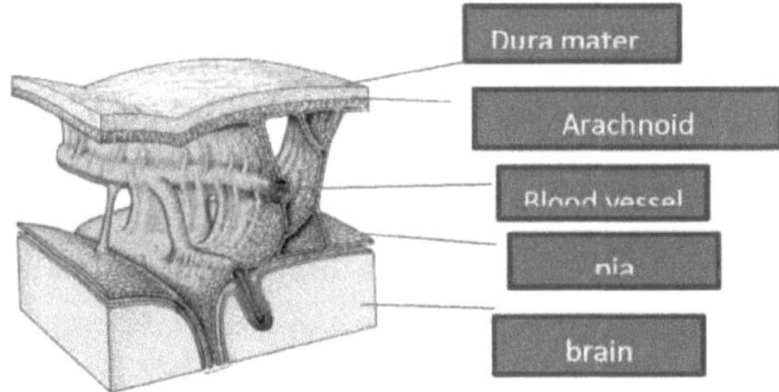

Figura 3 Relação da pia e da membrana aracnoide com a dura-máter, o cérebro e os vasos

2.4Patologia

Patologia macroscópica

A maioria dos meningiomas é uma massa solitária bem demarcada, com consistência que varia de macia a borrachosa. São discretos, com uma superfície lisa ou lobulada e uma ligação dural de base larga. A maioria dos meningiomas é macia, mas existem alguns que são fibrosos e mais firmes. Alguns têm um carácter cístico. Os meningiomas nunca invadem os vasos sanguíneos, exceto os seios venosos. Ocasionalmente, alguns têm uma consistência grosseira e granulosa devido à presença de microcalcificações denominadas corpo do psamoma. O meningioma que penetra no osso apresenta uma hiperostose notável, que é mais comum em locais como as asas do esfenoide, onde cresce como uma folha de alcatifa, denominada meningioma em placa. Por vezes, os meningiomas comprimem o cérebro adjacente, mas as invasões são raras. Empurram as leptomeninges à sua frente, criando uma margem que serve de plano de clivagem (Sav et al.2010).

Aspeto Microscópico:

Os três subtipos histológicos mais comuns são os meningiomas meningoteliais (sinciciais), de transição e fibroblásticos; no entanto, os meningiomas podem apresentar mais do que um padrão histológico num tumor. De acordo com os critérios da OMS, os meningiomas são designados como benignos (grau I), atípicos (grau II) ou anaplásicos/malignos (grau III). Seguem-se os subtipos morfológicos associados a cada grau (Morrison et al. 2011).

Tabela 1: Classificação dos meningiomas da Organização Mundial de Saúde de 2007

Meningioma sub types	WHO Grade
Meningothelial meningioma	WHO grade I
Fibrous (fibroblastic) meningioma	WHO grade I
Transitional (mixed) meningioma	WHO grade I
Psammomatous meningioma	WHO grade I
Angiomatous meningioma	WHO grade I
Microcystic meningioma	WHO grade I
Secretory meningioma	WHO grade I
Lymphoplasmacyte-rich meningioma	WHO grade I
Metaplastic	WHO grade I
Chordoid meningioma	WHO grade II
Clear cell meningioma	WHO grade II
Atypical meningioma	WHO grade II
Papillary meningioma	WHO grade III
Rhabdoid meningioma	WHO grade III
Anaplastic (malignant) meningioma	WHO grade III

(Al-Mefty's 2011)

Meningotelial:

Apresenta um padrão de crescimento sincicial composto por células poligonais com citoplasma eosinofílico abundante e bordos celulares indistintos (Fig. 4). O crescimento em forma de lençol das células é interrompido por trabéculas de tecido conjuntivo vascularizado que dividem o tumor em lóbulos. Os núcleos são redondos a ovais com cromatina pálida. Uma caraterística citológica útil para o diagnóstico é a presença de pseudo-inclusões nucleares ou vacúolos nucleares claros (Fig. 5). Estas caraterísticas nucleares são mais frequentemente observadas neste subtipo e resultam de invaginações do citoplasma para o interior do núcleo.

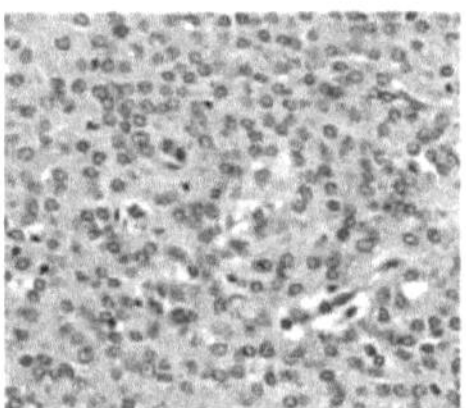

Figura 4

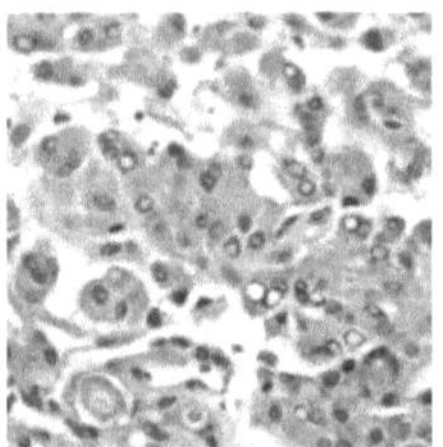

Figura 5

Figura 4 e 5: Meningioma meningotelial

Fibroso:

A forma das células é fusiforme, sendo o tumor composto por fascículos de feixes entrelaçados de elementos celulares alongados e delgados e, nesta variante, encontra-se uma rede rica em reticulina e colagénio entre as células (Figura 6).

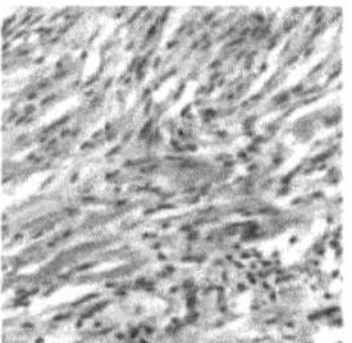

Figura 6: Meningioma fibroso

Transitório:

É uma mistura dos tipos meningotelial e fibroso e contém células meningoteliais dispostas em espirais, por vezes em torno de um vaso sanguíneo central, e é ocasionalmente pontuada por corpos mineralizados concentricamente laminados, conhecidos como corpos de psammoma.

Microcística

Este subtipo apresenta grupos de células frouxamente dispostas, com processos longos e finos, contendo vacúolos intercelulares de tamanho variável, que parecem vazios ou contêm material mucinoso pálido, células xantomatosas e vasos sanguíneos hialinizados.

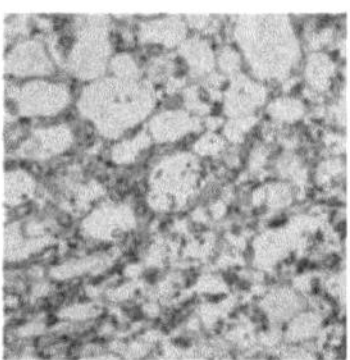

Figura 7: Meningioma microcístico

Psammomatoso:

Contém muitos corpos de psammoma, ao ponto de, em exemplos extremos, apenas estarem presentes restos esparsos de células tumorais em exemplos altamente calcificados (Figura 8).

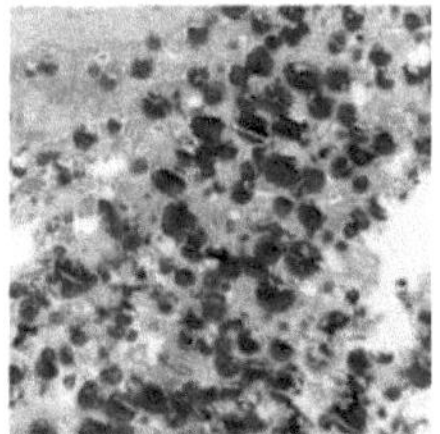

Figura 8   : Meningioma psammomatoso

Secreto

Os meningiomas secretores são tipicamente lesões meningoteliais ou de transição em que a diferenciação epitelial produziu lumina intracelular. Distingue-se por inclusões hialinas globulares eosinofílicas, intensamente positivas para ácido periódico de Schiff (PAS) e resistentes à diastase, que foram designadas corpos de pseudopsamoma (Figura 9).

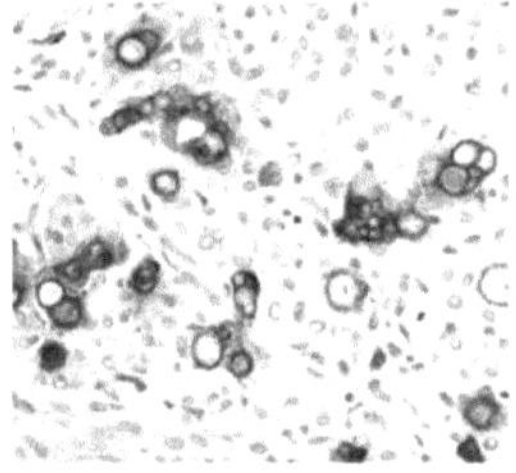

Figura 9: Meningioma secretor

Angiomatoso

Os meningiomas angiomatosos apresentam uma predominância de vasos sanguíneos com paredes vasculares, imitando o aspeto de uma malformação vascular (Figura 10).

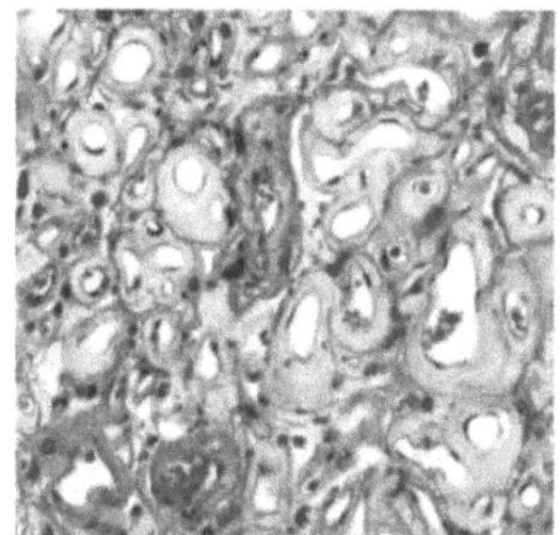

Figura 10: Meningioma angiomatoso

Metaplástico

Os meningiomas metaplásicos são meningoteliais, fibrosos ou de transição com alterações

metaplásicas que podem ser cartilaginosas, ósseas, xantomatosas, mixóides ou

lipomatosas (Figura 11).

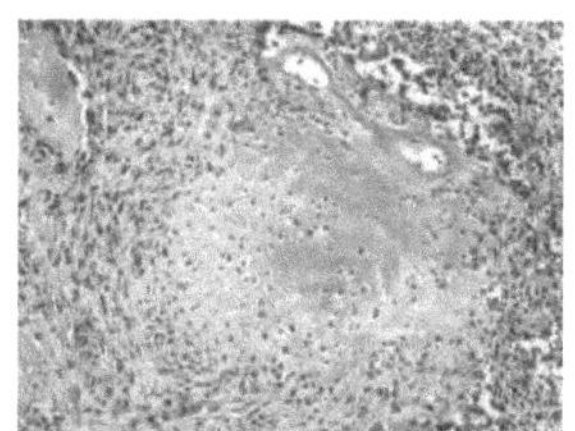

Figura 11: Meningioma metaplásico

Rico em linfoplasmócitos

Esta variante é tipicamente um meningioma meningotelial, fibroso ou de transição

acompanhado por um infiltrado inflamatório crónico variável.

Grau II da OMS

Meningioma atípico

O meningioma atípico mostra a presença de atividade mitótica aumentada [quatro ou mais mitoses por 10 campos de alta potência (HPFs)], ou três ou mais das seguintes alterações: aumento da celularidade, formação de pequenas células, nucléolos proeminentes, crescimento em forma de lâmina e áreas de necrose espontânea. A invasão cerebral é geralmente observada como grupos irregulares de células tumorais que se infiltram no cérebro sem uma camada pial interveniente. A invasão do meningioma pode provocar uma reação gliótica (figura 12).

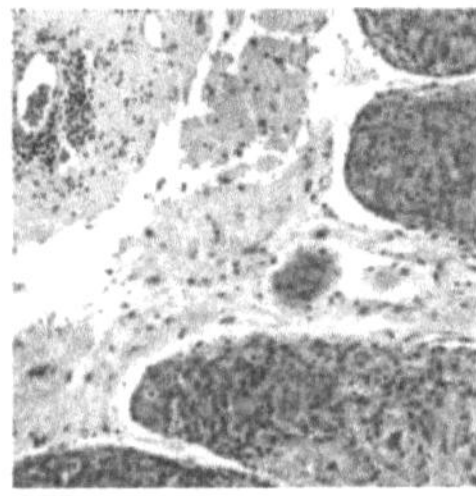

Figura 12:   Meningioma atípico

Célula transparente

Os meningiomas de células claras contêm placas de células poligonais com citoplasma claro e núcleos redondos. O citoplasma apresenta uma coloração positiva para o ácido periódico de Schiff devido à presença de glicogénio. Os vasos sanguíneos hialinizados podem ser proeminentes nos meningiomas de células claras (Figura 13).

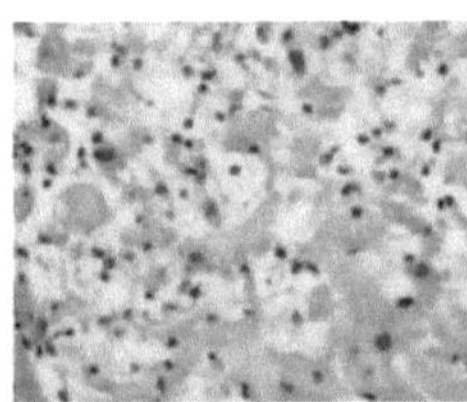

Figura 13: : meningioma de células claras

Cordoide

Os meningiomas cordoides são caracterizados por cordões de células eosinofílicas, epiteliais ou fusiformes no interior de um estroma mixoide, semelhante a um cordoma. Um número variável de linfócitos e plasmócitos caracteriza estes tumores (Figura 14).

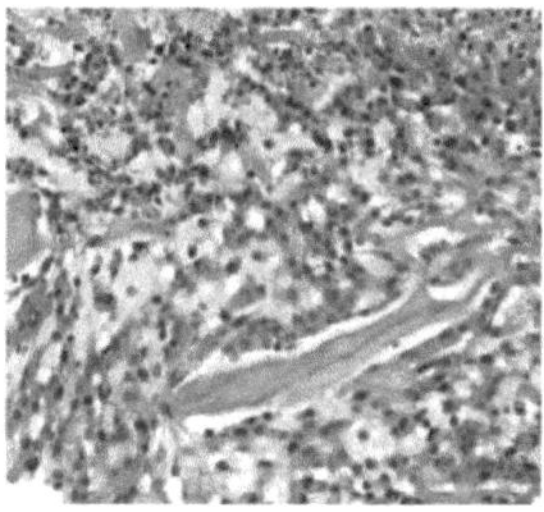

Figura 14: Meningioma Cordoide

OMSGrau III

Anaplásico

Esta variante maligna pode ser reconhecida pela sua maior celularidade, citologia maligna e aumento da atividade mitótica, normalmente mais de 20 figuras mitóticas por 10 HPF. A necrose é comum nas formas atípicas e malignas de meningiomas.

Rabdoide

As células rabdóides são reconhecidas pelos seus núcleos excêntricos redondos, cromatina vesicular, nucléolos proeminentes e citoplasma eosinofílico abundante contendo espirais de filamentos intermédios (Rhabdoid 15).

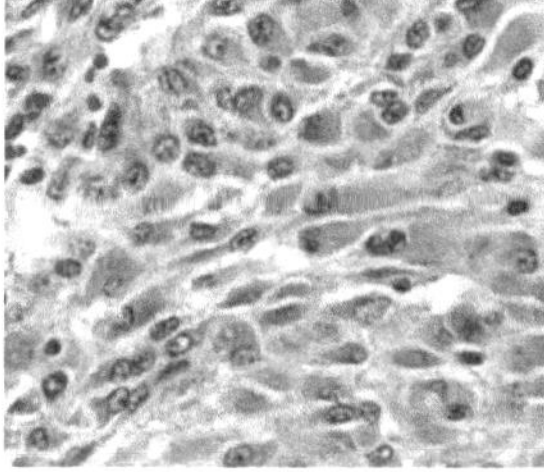

Figura 15: Meningioma rabdoide

Papilar

É definido pela presença de um padrão de crescimento celular tumoral perivascular ou pseudo-papilar, quer na sua totalidade, quer mais frequentemente em combinação com outros componentes histológicos comuns dos meningiomas. Estes tumores invadem frequentemente o cérebro e o osso e podem apresentar metástases extracranianas (Figura 16).

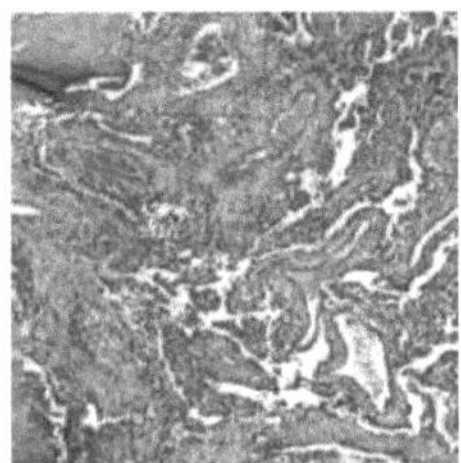

Figura 16 : Meningioma papilar

APRESENTAÇÃO CLÍNICA GERAL

Os meningiomas apresentam uma grande variedade de sintomas, mas muitos são assintomáticos. Os sinais e sintomas estão relacionados com a compressão de estruturas adjacentes. Dependendo da área envolvida, podem causar convulsões motoras e fraqueza do membro contralateral (córtex pré-rolândico), défices sensoriais e convulsões jacksonianas (córtex pós-rolândico), perturbações da fala (área de Broca ou Wernicke), perturbações do campo visual ou perturbações comportamentais (grandes tumores frontobasais), anosmia (sulco olfativo), hidrocefalia obstrutiva (intraventricular), fraqueza dos membros, dormência ou dor local (espinal).(Landriel et al. 2012)

Apresentação clínica por localização

Meningioma de convexidade

Sobre o córtex prerolândico, podem causar paralisia contralateral e convulsões motoras; se estiverem localizadas posteriormente ao sulco central, podem apresentar défices sensoriais e convulsões jacksonianas. As perturbações da fala estão associadas à compressão das áreas eloquentes de Broca ou de Wernike. As lesões frontobasais de grandes dimensões manifestam-se por perturbações do campo visual ou distúrbios comportamentais. Meningioma parassagital Os meningiomas do terço anterior geralmente causam cefaleias, deterioração mental progressiva, convulsões e possivelmente papiledema secundário ao aumento da pressão intracraniana. As convulsões focais motoras ou sensoriais na extremidade contralateral são frequentemente observadas em doentes com meningiomas do terço médio. Os tumores do terço posterior podem produzir hemianopsia homónima. Os meningiomas que surgem do terço anterior ou posterior têm um crescimento mais silencioso.

Meningioma de Falx

Estes meningiomas surgem da falx cerebri e tendem a crescer e a comprimir a superfície medial dos hemisférios cerebrais. Tal como os meningiomas parassagitais, podem ser divididos em anteriores, médios ou posteriores.

Meningioma do sulco olfativo:

São frequentes sintomas comuns como anosmia, cefaleias, convulsões e alterações da personalidade. Os défices visuais estão quase sempre presentes, mesmo com tumores pequenos, geralmente como diminuição da acuidade e restrição do campo inferior.

Meningioma do tubérculo da sela

A apresentação mais frequente de uma TSM é a atrofia ótica com hemianopsia bitemporal. A perda visual assimétrica começa normalmente de forma insidiosa e progride lentamente.

Outros sintomas ocasionais incluem cefaleias, deterioração do estado mental, convulsões, anosmia, hiperprolactinemia devido à deslocação e compressão posterior da haste hipofisária e hidrocefalia em casos de compressão do terceiro ventrículo.

Meningioma da asa do esfenoide

Os sinais e sintomas incluem diplopia, perda de visão, tonturas, exoftalmia, dor retro-orbitária, convulsões, cefaleias e edema cerebral devido à compressão das veias da fissura sylviana.

Meningioma petroso

A principal forma de apresentação é a perda de audição (73%), seguida de vertigem, zumbido, disfunção do trigémeo e disfunção do nervo facial. A compressão do tronco cerebral pode causar perturbações da marcha e hidrocefalia obstrutiva em 10% a 20% destes doentes. **Meningioma Tentorial** Os sintomas mais frequentes são cefaleias (75%), tonturas (49%), perturbações da marcha (45%), alterações mentais (12%), perturbações visuais (11%) e perda de audição (9%).75

Meningioma intraventricular

Os sintomas mais comuns incluem cefaleias ocasionalmente relacionadas com alterações da posição da cabeça, vómitos, deficiência visual, vertigens, perturbações mentais e convulsões. Os sinais frequentes são papiledema, hemianopsia, hidrocefalia e défices motores. A hemorragia intraventricular e subaracnóidea pode estar relacionada com a localização deste tumor.

Meningioma de convexidade cerebelar

Os sintomas inespecíficos são dores de cabeça, disfunção cerebelar, náuseas e vómitos. Os tumores de grandes dimensões podem comprimir o tronco cerebral e os nervos cranianos, causando os sintomas e sinais clássicos.

RMN

A deteção e o diagnóstico preciso do meningioma foram dramaticamente melhorados pela disponibilidade de métodos modernos de imagiologia transversal. A RMN não só fornece informações altamente detalhadas sobre a estrutura e a composição do meningioma, como também fornece informações importantes sobre o aspeto funcional do tumor (Saloner et al. 2010).

Os princípios físicos subjacentes à RMN são os seguintes: os núcleos atómicos mais comuns em todos os tecidos do corpo são núcleos de hidrogénio (protões). Estes são carregados positivamente e possuem uma propriedade magnética intrínseca conhecida como "spin", que pode ser imaginada como uma rotação do protão em torno do seu próprio eixo. Assim, cada protão tem o seu próprio e pequeno campo magnético. Um protão ao qual é aplicado um campo magnético externo orienta-se no campo como a agulha de uma bússola. Quando os protões de um tecido corporal são orientados desta forma, e depois excitados com um impulso de radiofrequência a uma determinada frequência (a frequência de ressonância ou de larmor), absorvem energia e reorientam-se em direção oposta ao campo. Quando o impulso de excitação é desligado, os protões libertam a energia que absorveram anteriormente e voltam à sua orientação original. A energia libertada pode ser detectada com uma antena ou bobina de rádio e constitui o sinal de ressonância magnética. Os sinais de diferentes pontos de uma placa de tecido são distinguidos uns dos outros através de campos de gradiente, ou seja, campos magnéticos mais pequenos que se sobrepõem ao campo

31

principal. A imagem de RM é um mapa em escala de cinzentos das diferentes intensidades do sinal de RM proveniente do tecido (Fig. 4.**6**) e pode ser calculada em qualquer plano de secção desejado. O gadolínio-DTPA pode ser administrado por via intravenosa como meio de contraste para a RM. A intensidade do sinal de RM do tecido é uma função das suas propriedades físicas e químicas locais, que determinam, por exemplo, o período de tempo que os núcleos de hidrogénio necessitam para voltar à sua orientação inicial (tempos de relaxamento T1 e T2). A intensidade do sinal é ainda influenciada pelos parâmetros técnicos do scanner (por exemplo, a força do campo magnético aplicado e a frequência dos impulsos emitidos) (Mumenthaler et al.2006).

Achados de ressonância magnética de meningioma

A maioria dos meningiomas tem caraterísticas semelhantes, incluindo uma massa extra-axial com intensidade de sinal semelhante à do córtex nas sequências T1 e T2 de RM, realce homogéneo ávido após administração de contraste de gadolínio e uma "cauda dural" com realce que reflecte infiltração dural neoplásica ou vascularização reactiva, ou ambas, drenando para a dura-máter adjacente. A baixa intensidade de sinal no interior do tumor pode frequentemente ser devida a calcificação ou a vazios de fluxo vascular, uma distinção por vezes difícil de efetuar. Os meningiomas podem ser quase esféricos ou alongados (en-plaque), múltiplos, e muitas vezes têm origem num seio dural, uma caraterística importante para o planeamento cirúrgico. Estes tumores também tendem a não respeitar o limite dural, o que é uma caraterística distintiva não típica de outras neoplasias (Saloner et al 2010).

Nas imagens de RM, o tumor tem sinal variável, sendo mais comumente iso ou hipointenso em imagens ponderadas em Tl e hiperintenso em imagens ponderadas em T2. No entanto, as lesões podem apresentar sinal heterogéneo em tl e mais evidente em t2. Após a administração de gadolínio, os meningiomas apresentam um realce intenso, que pode ser heterogéneo em alguns casos. Outros achados como edema adjacente, focos quísticos, calcificações e hiperostose são também demonstrados em alguns doentes com megingiomas, embora a literatura mostre que o sinal da cauda dural está presente em 35%, mas pode atingir 59% em algumas séries (Gasparetto et al.2006).Na sequência de pulso FLAIR (fluid-attenuated inversion-recovery), os meningiomas são geralmente ligeiramente hiperintensos em relação à substância cinzenta. Após a administração intravenosa de gadolínio, os meningiomas apresentam tipicamente um realce denso e homogéneo (Chang et al.2008).

Os meningiomas podem ser esféricos ou alongados (em placa), múltiplos e têm frequentemente origem num seio dural, uma caraterística importante para o planeamento cirúrgico. Estes tumores também tendem a não respeitar o limite dural e podem estender-se em ambos os lados da falx e do tentorium, o que é uma caraterística distintiva não típica de outras neoplasias (Dillon et al. 20ll). **Imagens ponderadas por difusão no SNC**

Os meningiomas são os tumores cerebrais extra-axiais mais comuns. Os meningiomas apresentam achados caraterísticos na RM convencional; assim, a sua diferenciação dos tumores intra-axiais é fácil. Existe uma contribuição da DWI para a diferenciação entre meningiomas atípicos/malignos e típicos. Os autores demonstraram que os meningiomas atípicos/malignos tinham menor

ADC do que os meningiomas típicos (Bozgeyik et al. 20l3).
Avaliação angiográfica

A angiografia não é geralmente indicada, a menos que se planeie a embolização. A aparência angiográfica clássica de um meningioma é a de um blush tumoral hipervascular crescente ao longo da fase arterial, persistindo bem na fase venosa tardia, com washout lento. Os meningiomas são normalmente irrigados por artérias durais, que normalmente irrigam a cobertura do cérebro. Essas artérias incluem a MMA, a meníngea acessória, a faríngea ascendente ou os ramos perfurantes transmastoides occipitais da ECA (dependendo da localização do tumor). As artérias durais também incluem os ramos tentorial e do tronco inferolateral da ACI, bem como o ramo meníngeo posterior da VA. O suprimento secundário para um meningioma pode ser derivado de ramos piais (ramos das artérias cerebrais anterior, média e posterior que suprem o próprio subestado cerebral). A angiografia diagnóstica também pode identificar informações importantes para o cirurgião, como a potencial oclusão de um seio dural adjacente ao tumor e o padrão de drenagem venosa colateral em torno dessa oclusão (Dowd etal.2003).

Tratamentos do meningioma

A decisão de tratar um meningioma depende do tamanho do tumor e dos sintomas associados. Muitos dos pequenos meningiomas intracranianos descobertos acidentalmente podem ser observados de forma expetante. O tratamento dos meningiomas depende tanto de factores relacionados com o doente (idade, estado de desempenho, comorbilidades médicas) como de factores relacionados com o tratamento (razões para os sintomas, respeitabilidade e objectivos da cirurgia). Nos doentes considerados candidatos a cirurgia (meningiomas sintomáticos acessíveis cirurgicamente), o objetivo do tratamento é a excisão total. Tal como acontece com todos os tumores cerebrais, a integridade da ressecção é determinada por imagiologia cerebral pós-operatória precoce (>72 horas) com contraste, quer por TC quer por RM. As imagens de RM do cérebro após a ressecção e os achados histopatológicos na altura da ressecção constituem a base do sistema de classificação de

Simpson, que prevê a recorrência do meningioma. Os doentes com um meningioma de grau 1 de Simpson têm uma taxa de recorrência a 10 anos de 9%, em comparação com os doentes com um meningioma de grau 3 de Simpson, nos quais se regista uma taxa de recorrência a 10 anos de 29%. As variáveis de prognóstico que prevêem a sobrevivência em doentes com meningiomas incluem a extensão da ressecção, o grau histológico, a idade do doente e a localização do tumor (Rockhill et al. 2007).

Mirimanoff et al. registaram taxas de sobrevivência livre de recorrência após ressecção total de 93% aos 5 anos, 80% aos 10 anos e 68% aos 15 anos. Em contraste com a ressecção parcial, as taxas de sobrevivência livre de recorrência caíram para 63, 45 e 9%, respetivamente. Num estudo de doentes com meningiomas intracranianos benignos, Jaaskelainen encontrou uma taxa de recorrência de 19% aos 20 anos após a ressecção completa. Referiu que, em doentes com meningiomas atípicos ou malignos após ressecção completa, o risco de recorrência era de 38% e 78%, respetivamente, aos 5 anos. (Rockhill et al. 2007).

Tabela 2: Sistema de classificação de Simpson para meningiomas*

Grade	Definition
1	macroscopic GTR w/ excision of dura, sinus & bone
2	macroscopic GTR w/ coagulation of dural attachment
3	macroscopic resection w/o resection or coagulation of dural attachment
4	STR
5	biopsy

A radioterapia é sugerida para a doença residual e recorrente após a cirurgia e para meningiomas sintomáticos em locais cirurgicamente perigosos (por exemplo, o seio cavernoso). Em doentes idosos ou em doentes de alto risco submetidos a cirurgia, os meningiomas pequenos estão a ser cada vez mais tratados principalmente com radioterapia estereotáxica. Foram comunicados e estão em curso vários ensaios de agentes quimioterapêuticos e hormonais para a doença progressiva ou recorrente. Estes estudos devem ser interpretados com precaução, uma vez que não foram estudadas grandes coortes nem foi demonstrado que a terapêutica causasse regressão da doença, e a "estabilidade" deve ser analisada cuidadosamente, dada a biologia natural e a inerente taxa de crescimento lento destes tumores (Rockhill et al. 2007).

---

* GRT = ressecção total bruta; STR = ressecção subtotal.

CAPÍTULO 3

3 .MATERIAL E MÉTODOS

3.   1Tipos de estudo

. Tratou-se de um estudo observacional de tipo transversal.

3.2Local   de estudo

. O estudo foi efectuado no Departamento de Neurocirurgia da Universidade Médica Bangabandhu Sheikh Mujib, Shahbag , Dhaka.

3.3Período   de estudo

O estudo foi realizado de junho de 2016 a janeiro de 2018.

3.4 População do estudo

. O estudo incluiu todos os doentes diagnosticados como um caso de meningioma intracraniano por RM com contraste, submetidos a cirurgia e confirmados como meningioma por relatório histopatológico no Departamento de Neurocirurgia da Bangabandhu Sheikh Mujib Medical University (BSMMU).

3.5   Técnica de amostragem

Os doentes que preencheram os critérios de inclusão e exclusão foram selecionados para este estudo.

3.   6Tamanho da amostra

1) A dimensão da amostra será determinada pela seguinte fórmula:

$$n = \frac{z^2 p q}{d^2}$$

Onde,

n = a dimensão desejada da amostra que permitirá medir os diferentes indicadores.

Z = o desvio normal padrão, geralmente fixado em 1,96 a um nível de 5%, o que corresponde a um nível de confiança de 95%.

A proporção alvo assumida é p para ter uma determinada caraterística e q = 1-p,

Aqui p = 0,50 (assumido)

Colocando os valores na equação acima, o tamanho da amostra n é estimado como

$$\frac{(1.96)^2 \times 0.50 \times 0.50}{(0.05)^2}$$

n = 384.16 ≈ 384 (targeted sample size)

Observou-se que 2 pacientes preenchiam os critérios de inclusão e exclusão em cada mês. A duração total da recolha de dados do estudo foi de 18 meses e a dimensão da população foi estimada em cerca de 36. Se o n fosse inferior a 10 000, a dimensão da amostra necessária era mais pequena.

$$Nf = \cfrac{n}{1 + \cfrac{n}{N}}$$

Onde ∩f = o tamanho da amostra desejada, quando a população era inferior a 10000

n = a dimensão da amostra pretendida, quando a população é superior a 10000

N = estimativa do tamanho da população

De acordo com esta fórmula, a dimensão estimada da amostra foi de 32,91

Por conseguinte, a dimensão final da amostra foi de 33.

3.7 Critérios de seleção

3.7.1 Critérios de inclusão

- Doentes com meningioma intracraniano diagnosticado por RM com estudos de contraste admitidos no Departamento de Neurocirurgia da Bangabandhu Sheikh Mujib Medical University, Dhaka.
- Pacientes que eram casos comprovados de meningioma por relatórios

histopatológicos.

- Os doentes que aceitaram ser incluídos no estudo.

3.7.2 Critérios de exclusão

- Relatório histopatológico que não era consistente com meningioma.

Doente que negou ter participado neste estudo.

3. 8Variáveis

A. Variáveis demográficas

1. Idade dos doentes.

2. Sexo dos doentes.

B. Variáveis de imagiologia (MRI)

Variáveis de intensidade: T1W

T2W

T1W Contraste.

Variáveis de localização:

1. convexidade

2. parassagital

3. crista esfenoidal

4...Tuberculum sellae

5. sulco olfativo

6. parafalcina

7. Tentorial

8. intraventricular

9. ângulo cerebelopontino

10. petroclival

11. convexidade cerebelar

12. outros (intraorbitais, seio cavernoso, etc.)

Variáveis histopatológicas

1. Grau I da OMS

2. Grau II da OMS

3. Grau III da OMS

(Bhat etal. 2015).

3.9 Instrumento de investigação

- Os dados foram recolhidos utilizando uma folha de recolha de dados, a RMN pré-operatória do cérebro com imagens de contraste e os relatórios histopatológicos pós-operatórios foram utilizados como instrumentos de investigação.

3.10   Estudos imagiológicos

- Todos os doentes incluídos neste estudo foram submetidos a RMN do cérebro com estudos T1WI, T2WI e T1WI com contraste.

3.11 Ensaios laboratoriais

- A confirmação do meningioma foi efectuada por exame histopatológico do tumor por um patologista certificado.

3.12 Procedimento de recolha de dados

- Este estudo foi realizado no Departamento de Neurocirurgia da Universidade Médica Bangabandu Sheikh Mujib.

- Foram incluídos todos os doentes com meningioma intracraniano diagnosticado por ressonância magnética do cérebro com estudos de contraste que vieram para cirurgia ao Departamento de Neurocirurgia da Bangabandhu Sheikh Mujib Medical University.

- Foi utilizada uma folha de recolha de dados para recolher as informações necessárias. Foi obtido o consentimento informado voluntário por escrito dos doentes e/ou do tutor legal/familiares responsáveis, depois de lhes ter sido explicado em pormenor o objetivo do estudo.

- Aquando da admissão, foi feita uma história detalhada da doença e foi realizado um exame geral e neurológico.

- O diagnóstico de meningiomas por RM com contraste foi efectuado com base em

    - Morfologia

    - A intensidade e a caraterística de realce da lesão.

- Fenda no LCR.

- Sinal da cauda dural

a presença de achados acessórios, incluindo hiperostose, calcificação, encapsulamento vascular e a identificação de artérias e veias de alimentação e necrose.

A localização do tumor foi cuidadosamente estudada e classificada como parassagital, convexidade, parafalcina, intraventricular, crista esfenoidal, sulco olfativo, tuberculum sellae, petroclival, ângulo cerebelopontino, convexidade cerebelar (Bhat et al 2015).

A histopatologia pós-operatória foi efectuada e confirmada como meningioma, tendo sido classificado de acordo com a classificação da OMS, como grau I, grau II, grau III.

3.   13Análise estatística :

A análise estatística dos resultados foi efectuada através de um programa informático concebido com o pacote estatístico para as ciências sociais (SPSS, versão 20.0).

A localização anatómica pré-operatória foi comparada com a classificação histopatológica pós-operatória utilizando o teste do Qui-quadrado, em que o valor de 'p' <0,05 foi considerado significativo.

3.14. CONSIDERAÇÕES ÉTICAS

1. A autorização ética para o estudo será obtida dos Departamentos de Neurocirurgia, BSMMU, DMCH, NINS Hospital e Comité Central de Ética, Bangabandhu Sheikh Mujib

Medical University.

2) Será obtido um consentimento informado por escrito dos pacientes e/ou do seu

tutor legal.

3. os dados do paciente serão recolhidos num questionário/ficha de recolha de dados.

4. a privacidade do paciente será estritamente mantida e as informações do paciente

não serão divulgadas a nenhuma fonte.

5. os dados do estudo serão utilizados apenas para efeitos do presente estudo

científico. Este estudo não causará qualquer dano adicional aos pacientes.

3.   15Definição operacional :

MRI: a ressonância magnética é uma técnica de imagiologia médica utilizada em
radiologia para
investigar a anatomia e a fisiologia do corpo, tanto no estado de saúde como no estado de
doença.

Intensidades de sinal: As intensidades de sinal dos meningiomas nas imagens ponderadas
em Tl e T2 foram registadas como hipointensas, isointensas ou hiperintensas em relação à
intensidade da substância cinzenta.

Realce do tumor: O padrão de realce pelo contraste após a administração de Gd foi dividido
em homogéneo ou heterogéneo. A alteração cística intratumoral, definida como uma área
de hiperintensidade em imagens ponderadas em T2 e hipointensidade em imagens
ponderadas em Tl sem realce pelo contraste, foi considerada como realce heterogéneo

neste estudo

Localização do tumor: De acordo com o local de origem específico, a localização de cada meningioma intracraniano foi dividida num grupo basal, num grupo fissural ou num grupo dorsal. A interpretação da imagem de cada caraterística da RM foi descrita e confirmada por dois radiologistas experientes.

Verificação patológica: Foram verificadas lâminas de hematoxilina e eosina de 120 tecidos incluídos em parafina dos meningiomas. Pelo menos 2 patologistas experientes reviram o diagnóstico patológico. A diferenciação histopatológica dos tumores cerebrais foi determinada de acordo com os critérios da classificação de meningiomas da OMS de 2007.

Meningioma: Os meningiomas são neoplasias primárias extra-axiais que surgem das células da capa aracnoide na camada exterior do sistema nervoso central.

(Lin etal. 2014)

CAPÍTULO 4

4. Resultados

Tabela 3: Distribuição etária dos doentes (n=47)

Age (years)	Frequency (n)	Percentage (%)
<30	4	8.5
30 - 39	15	31.9
40 - 49	8	17.0
50 - 59	13	27.7
≥60	7	14.9
Total	47	100.0
Mean ± SD	43.9 ± 11.7	
Range (Min – max)	25 - 65	

A Tabela 3 mostra a distribuição etária de 47 pacientes com meningioma intracraniano dos pacientes estudados. A faixa etária deste estudo foi de 25 a 65 anos. A idade média ± DP foi de 43,9 ± 11,7. O pico de idade de incidência registou-se nos 30-39 anos.

Figura 17: Diagrama de barras da distribuição etária dos doentes (n-47)

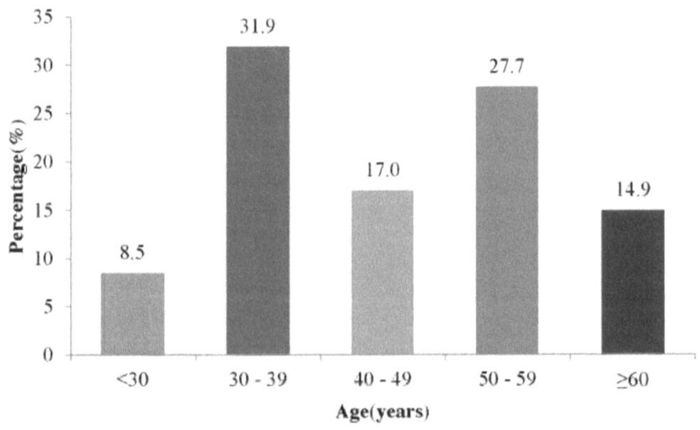

A Figura 17 mostra que a faixa etária deste estudo foi de 25 a 65 anos. A idade

média±DP foi de 43,9±11,7.

A idade máxima de incidência foi entre os 30 e os 39 anos.

Quadro IV: Distribuição dos doentes por género (n=47)

Gender	Frequency (n)	Percentage (%)
Male	17	36.2
Female	30	63.8

A Tabela IV: mostra a distribuição por género de 47 doentes, que revela que 17 (36,2%)

doentes eram do sexo masculino e 30 (63,8%) eram do sexo feminino, com um rácio de

homens/mulheres de 1,72:1.

Figura 18   : Gráfico de pizza da distribuição por género dos pacientes

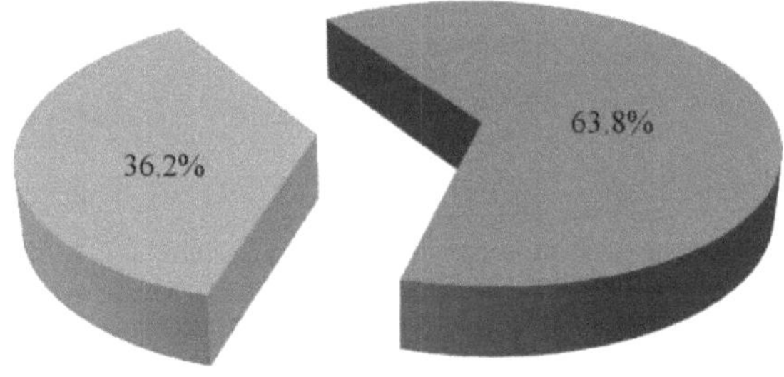

A Figura 18:   mostra a distribuição por género de 47 doentes, o que mostra que 17
(36,2%) doentes eram do sexo masculino e 30 (63,8%) eram do sexo feminino, com um
rácio de homens/mulheres de 1,72:1.

Tabela V: Distribuição dos pacientes de acordo com a apresentação clínica (n=47)

Clinical presentation	Frequency (n)	Percentage (%)
Headache	6	12.8
Vomiting	29	61.7
Visual disturbance	27	57.4
Convulsion	29	61.7
Limb weakness	37	78.7

Observou-se que a fraqueza dos membros foi a apresentação mais comum, cerca de 78,7%, seguida de vómitos e convulsões 61,7% cada, perturbações visuais 57,4% e cefaleias 12,8%.

Figura 19: Diagrama de barras dos pacientes de acordo com a apresentação   clínica

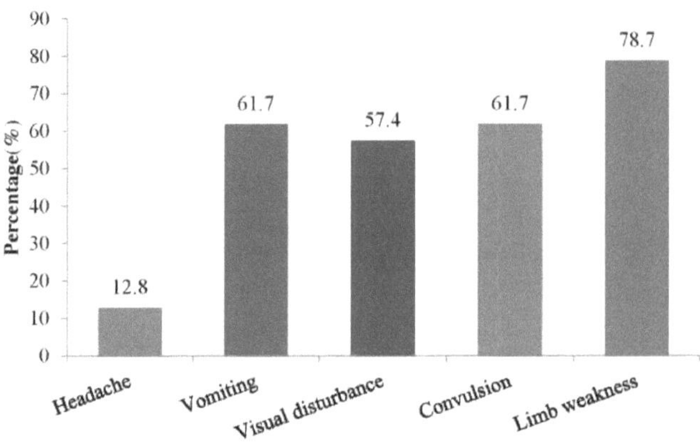

Figura 19:   **Diagrama de barras dos pacientes de acordo com a apresentação clínica**

A figura 19 mostra a apresentação clínica de 35 doentes. Observou-se que a fraqueza dos membros era a apresentação mais comum, cerca de 78,7%, seguida de vómitos e convulsões 61,7% cada, perturbações visuais 57,4% e cefaleias 12,8%.

Tabela VI: Distribuição dos pacientes de acordo com o exame neurológico (n=47)

Neurological examination	Frequency (n)	Percentage (%)
Higher mental function (impaired)	1	2.1
Gait (impaired)	9	19.1
Cranial nerve (impaired)	23	48.9
Motor system (impaired)	10	21.3
Cerebellar sign	3	6.4

A Tabela VI: mostra a distribuição dos pacientes de acordo com o exame neurológico.

Neste estudo, verificámos que a perturbação da função mental superior estava presente em 2,1%, seguida da perturbação do nervo craniano em 48,9%, da perturbação da função motora em 21,3%, da perturbação da marcha em 19,1% e do sinal do cerebelo em 6,4%.

Figura 20: Diagrama de barras dos doentes de acordo com o exame neurológico

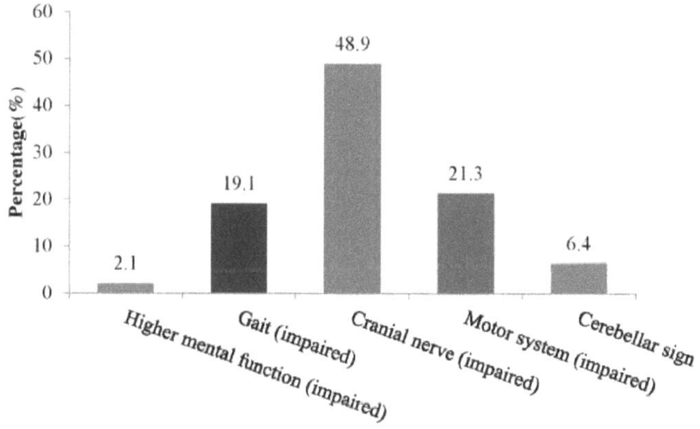

Figura 20: Diagrama de barras dos pacientes de acordo com o exame neurológico

Figura 20: mostra a distribuição dos pacientes de acordo com o exame neurológico.

Neste estudo, verificámos que a perturbação da função mental superior estava presente em 2,1%, seguida de perturbação do nervo craniano em 48,9%, perturbação da função motora em 21,3%, perturbação da marcha em 19,1%, sinal cerebelar em 6,4%.

Quadro VII: Distribuição dos doentes de acordo com a localização anatómica do meningioma

(n=47)

location	Frequency (n)	Percentage (%)
Cerebral Convexity	10	21.3
Parasagittal	12	25.5
Sphenoidal ridge	11	23.4
Tuberculum sellae	4	8.5
Olfactory groove	2	4.3
Parafalcine	4	8.5
Tentorial	1	2.1
Cerebellopontine angle	1	2.1
Petroclival	2	4.3

A Tabela VII mostra a distribuição dos doentes de acordo com a localização anatómica do meningioma em 47 doentes. Mostra que a localização mais comum é a parassagital 12 (25,5%), seguida pela crista esfenoidal 11 (23,4%), convexidade cerebral 10 (21,3%), tuberculum sellae e parafalcina 4 (8,5%) cada, sulco olfativo e petroclival 2 (4,3%) cada, ângulo cerebelopontino e tentorial 1 (2,1%) cada.

Figura 21: Diagrama de barras dos doentes de acordo com a anatomia

localização do meningioma

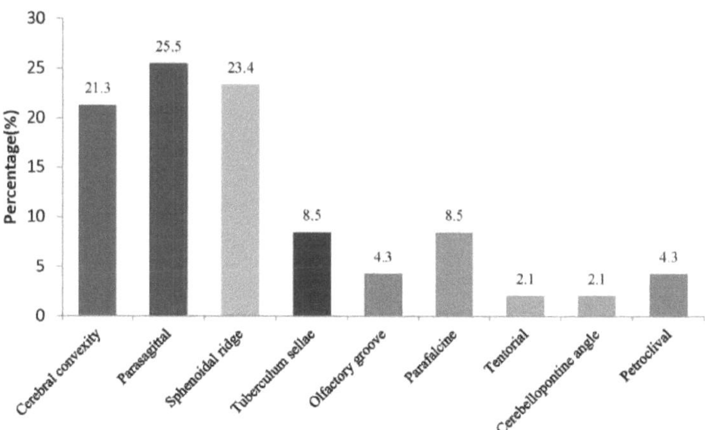

Figura 21: Diagrama de barras dos doentes de acordo com a localização anatómica do meningioma

A Figura 21 mostra a distribuição dos doentes de acordo com a localização anatómica do meningioma em 47 doentes. A localização mais comum é a parassagital 12 (25,5%), seguida pela crista esfenoidal 11 (23,4%), convexidade cerebral 10 (21,3%), tubérculo da sela e parafalcino 4 (8,5%) cada, sulco olfativo e petroclival 2 (4,3%) cada, ângulo cerebelopontino e tentorial 1 (2,1%) cada.

Tabela VIII: Distribuição dos pacientes de acordo com a intensidade da RM do meningioma (n=47)

	Frequency (n)	Percentage (%)
T1W1		
Hypointense	19	40.4
Isointense	26	55.3
Hyperintense	2	4.3
T2W1		
Isointense	14	29.8
Hyperintense	33	70.2
T1 Contrast		
Homogenous	27	57.4
Heterogeneous	20	42.6

A Tabela VIII mostra a distribuição dos doentes de acordo com a intensidade da RM do meningioma, revelando que 57,4% dos meningiomas têm uma captação homogénea de contraste, enquanto 42,6% têm uma captação heterogénea de contraste.

Tabela IX: Distribuição dos doentes de acordo com a classificação de meningioma da OMS (n=47)

WHO grading	Frequency (n)	Percentage (%)
Grade I	42	89.4
Grade II	3	6.4
Grade III	2	4.2

A Tabela IX: mostra a distribuição dos doentes de acordo com a classificação da OMS do

meningioma por histopatologia. 42 (89,4%) doentes eram de grau I da OMS, seguidos de 3

(6,4%) de grau II da OMS e 2 (4,3) de grau III da OMS.

**Figura 22   : Distribuição dos doentes de acordo com a classificação de
meningioma da OMS (n=47)**

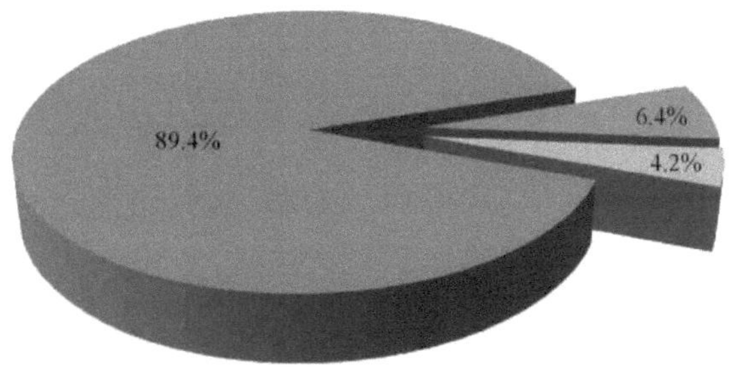

Figura 22: Distribuição dos pacientes de acordo com a classificação de meningioma da
OMS (n=47)

Verifica-se que 42 (89,4%) doentes eram de grau I da OMS, seguidos de 3 (6,4%) de grau II
da OMS e 2 (4,3) de grau III da OMS.

Tabela X: Distribuição dos doentes de acordo com o subtipo de meningioma (n=47)

Sub type of meningioma	Frequency (n)	Percentage (%)
Meningothelial	21	44.7
Psammomatous	2	4.3
Fibrous	5	10.6
Transitional	9	19.1
Angiomatous	3	6.4
Secretory	1	2.1
Microcytic	1	2.1
Atypical	3	6.4
Anaplastic	2	4.3

A Tabela X mostra a distribuição dos pacientes de acordo com o subtipo de meningioma em 47 casos. O subtipo mais comum de meningioma foi o meningotelial (44,7%), seguido pelo transicional (19,1%), fibroso (10,6%), psamomatoso (4,3%), anaplásico (4,3%), angiomatoso e atípico (6,4%) cada, secretor e microcítico (2,1%) cada.

Figura 23: Distribuição dos doentes de acordo com o subtipo de meningioma

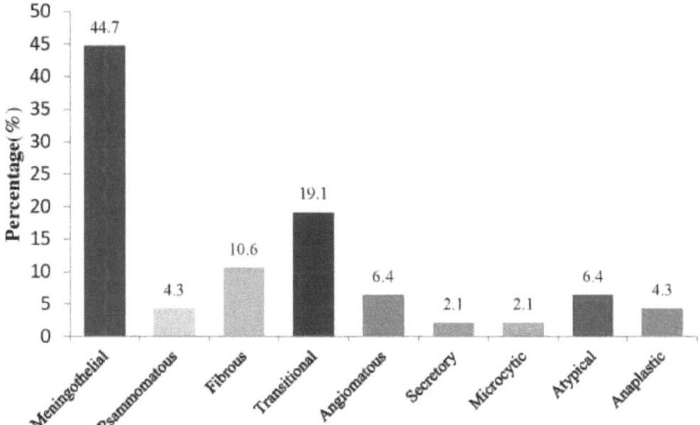

Figura23: Distribuição dos doentes de acordo com o subtipo de meningioma

Figura 23: mostra a distribuição dos pacientes de acordo com o subtipo de meningioma em 47 casos.

O subtipo mais comum de meningioma foi o meningotelial (44,7%), seguido de

transicional (19,1%), fibroso (10,6%), psamomatoso (4,3%), anaplásico (4,3%), angiomatoso e atípico (6,4%) cada, secretor e microcítico (2,1%) cada.

Tabela XI: Comparação da distribuição dos doentes de acordo com a localização anatómica do meningioma e de acordo com a classificação da OMS (n=47)

Location of meningioma	Grade I	Grade II	Grade III	p value
Cerebral Convexity	9(21.4)	1 (33.3)	0 (0.0)	0.715
Parasagittal	10 (23.8)	1 (33.3)	1 (50.0)	0.775
Sphenoidal ridge	10 (23.8)	0 (0.0)	1 (50.0)	0.457
Tuberculum sellae	4 (9.5)	0 (0.0)	0 (0.0)	0.999
Olfactory groove	1 (2.4)	1 (33.3)	0 (0.0)	0.203
Parafalcine	4 (9.5)	0 (0.0)	0 (0.0)	0.999
Tentorial	1 (2.4)	0 (0.0)	0 (0.0)	1.000
Cerebellopontine angle	1 (2.4)	0 (0.0)	0 (0.0)	1.000
Petroclival	2 (4.8)	0 (0.0)	0 (0.0)	0.999

Foi efectuado o teste do qui-quadrado para medir o nível de significância. O valor de P foi definido como <0,05 como significância.

A Tabela XI: mostra a comparação da distribuição dos doentes de acordo com a localização anatómica do meningioma e de acordo com a classificação da OMS (n=47).

CAPÍTULO 5

Discussão:

O meningioma surge das células da capa aracnoide das leptomeninges e representa cerca de 15 % de todos os tumores intracranianos primários. Este tumor ocorre mais frequentemente nas 4-6th décadas de vida, sendo a idade média de diagnóstico de 45 anos (Shah et al. 2013).

Conhecer a natureza histopatológica do meningioma através da observação da RM pré-operatória tem vantagens adicionais para o planeamento cirúrgico pré-operatório adequado e a extensão das ressecções do tumor. A classificação histopatológica da OMS é o fator mais importante na determinação dos resultados cirúrgicos e até mesmo na substituição dural sobrejacente no meningioma avançado (Lin et al. 2014).

O nosso estudo foi realizado na Bangabandhu Sheikh Mujib Medical University, Shahbag, Dhaka, Bangladesh, abrangendo 47 casos.

O objetivo deste estudo foi avaliar a localização pré-operatória do meningioma na RM e a sua classificação histopatológica e avaliar a associação entre a localização e a histopatologia do meningioma.

Moradi et al. (2008) referiram que a idade média dos doentes com meningioma era de 49,11+_ 12,99 anos (variando entre 6-78 anos, mediana de 50 anos). Da mesma forma, Smita shah et al. (2013) descobriram que os meningiomas são mais comuns na faixa etária de 40-59 anos (59%), seguidos pela faixa etária de 20-39 anos (21%).meningiomas são menos comuns na faixa etária de <20 anos (06%).Bhat et al. (2014) descobriram que cerca de 47,32% (345/729) de todos os pacientes de meningiomas estavam na faixa etária de 41-50 anos. No presente estudo, observou-se que a idade média dos pacientes era de 43,9 ± 11,7. A faixa etária deste estudo foi de 25 a 65 anos. A maior incidência (31,9%) foi na faixa etária de 30-39 anos, seguida por *ТПП* % na 5th década, 17% na 4ª década de vida. A idade média dos pacientes em nosso estudo é um pouco próxima à descrita por Moradi et al. (2008), mas as variações nas distribuições de idade podem ser devidas a variações geográficas, raciais, diferenças étnicas, causas genéticas e diferentes estilos de vida podem ter impactos significativos no desenvolvimento de meningioma.

Os meningiomas afectam mais frequentemente as mulheres do que os homens, sendo o rácio de mulheres para homens de 2:1 (Alexiou et al.). Da mesma forma, no presente estudo, observou-se que os meningiomas são predominantes no sexo feminino, com uma relação mulher/homem de 1,76:1, em que 63,8% eram do sexo feminino e 36,2% do sexo masculino. Enquanto Bhat et al. (2014), no seu estudo, mostraram que 64,60% eram do sexo feminino e 35,4% eram do sexo masculino, com um rácio feminino/masculino de 1,82:1. Moradi et al. (2008) mencionaram que as mulheres superavam os homens numa proporção de 1,7:1. Este estudo também é muito semelhante ao nosso.

Moradi et al. (2008), em sua grande série de 4885 pacientes, descobriram que as queixas mais comuns apresentadas eram cefaléia/vertigem (66,7%), epilepsia (28,5%), déficit motor (30%). Da mesma forma, Prabhu et al. (2014) descobriram que os sintomas mais comuns apresentados eram (45,7%), seguidos de convulsão (25,7%), alteração da visão (20%), fraqueza em (8,5%).

No presente estudo, verificou-se que as queixas mais comuns eram fraqueza nos membros

37 (78,7%), convulsões 29 (61,7%) e vómitos 29 (61,7%). A estes sintomas seguiam-se perturbações visuais 27 (57,4%) e cefaleias 6 (12,8%). O nosso presente estudo revela que a maioria dos meningiomas pertence a doentes de baixo grau OMS I -42 (89,4%), seguidos de doentes de grau OMS II -3 (6,4%) e de grau OMS III -2 (4,3).Smita shah et al. (2013) descobriram no seu estudo de 51 doentes, 47 casos (92%) eram de grau OMS I, seguidos de grau OMS II e grau OMS III, 8% e 0%, respetivamente. Bhat et al.(2014) descobriram que os meningiomas benignos OMS I ocorreram em 89,30%, OMS II em 4,8% e OMS III em 5,71%.

Nosso presente estudo mostrou que a localização mais comum do meningioma é parassagital 14 (29,8%), seguida pela crista esfenoidal 10 (21,3%), convexidade 9 (19,1%), tubérculo selae e parafalcino 4 (8,5%) cada, sulco olfativo e petroclival2 (4.Bhat et al. (2015) em seu estudo mostraram que a localização supratentorial e infratentorial foi de 84,08% e 15,92%, respetivamente, sendo o supratentorial mais comum. O local anatómico de origem mais comum foi a área parassagital (20,02%), seguido de 16,04% na convexidade cerebral, 15,50% na crista esfenoidal, 11,11% na falcina e 7,95 no sulco olfativo.

Akira kunimatsu et al. (2016) mostraram que a localização mais comum e frequente dos meningiomas inclui convexidade (20-34%), parassagital e falcina (18-22%), esfenoide e fossa craniana média (17-25%), frontobasal (10%), fossa posterior (9-15%), incluindo o tentorium cerebelli (2-4%), convexidade cerebelar (5%), ângulo pontocerebelar (2-4%), intraventricular (2-5%) e orbital (<1-2%). Este estudo está próximo do nosso estudo.

O presente estudo revelou que o subtipo mais comum de meningioma foi o meningotelial (40,5%), seguido do transicional (19,1%), fibroso (10,6%), psamomatoso (8,5%), angiomatoso e atípico (6,4%), anaplásico (4,3%), secretor e microcístico (2,1%). Smita shah et al.(2013), em seu estudo de 51 casos, descobriram que o meningioma meningotelial era 37%, o meningioma psamomatoso 19% e o meningioma fibroblástico 16% dos casos. Bhat et al. (2014) descobriram que entre 729 casos havia 57,75% meningotelial, 11,11% transitório, 3,43% atípico, 1,37% meningioma anaplásico. Da mesma forma, Morandi et al (2008) encontraram meningotelial 33,7%, transitrional 32,6%, fibroblástico 13%, anaplásico 0,8%. Todos esses estudos têm alguma semelhança com o nosso estudo.

Akira Kunimatsu et al. (2016) verificaram que a maioria dos meningiomas de baixo grau apresentava uma captação homogénea de contraste, o que é semelhante ao nosso estudo, que também mostrou que 57,4 % dos tumores apresentavam uma captação homogénea de contraste.

Relativamente à associação entre a classificação histopatológica e a localização anatómica no meningioma intracraniano, foi efectuado o teste do qui-quadrado para medir o nível de significância. O valor de p foi calculado para cada localização e verificou-se que era 0,672,0,775,0,457,0,999,0,203,0,999,1,0 para convexidade, parassagital, crista esfenoidal, tuberculum sella, sulco olfativo, parafalcina, tentorial, respetivamente. Todos os valores de p não são significativos a p <0,05.

Por fim, este estudo demonstrou que não existe uma associação significativa entre a classificação histopatológica e a localização anatómica no meningioma intracraniano, tal como demonstrado em estudos anteriores.

6.Conclusões:

Merningiomas em diferentes localizações têm comportamentos diferentes e apresentam diferentes quadros clínicos e também diferentes graduações histopatológicas. Assim, concluímos que não existe uma associação significativa entre a classificação histopatológica e a localização anatómica no meningioma intracraniano.

7. Limitações do estudo

O estudo foi realizado com uma amostra muito pequena de apenas 47 pessoas, pelo que os resultados do estudo podem não ser generalizados em grande escala.

A amostra não foi aleatória, pelo que pode haver um viés de amostragem.

Todos os dados radiológicos não foram recolhidos da mesma fonte, a variabilidade do sistema de RM pode influenciar os resultados.

. A descrição dos achados da RM é algo subjectiva, com possíveis hipóteses de variabilidade intra-observador que podem influenciar os resultados.

. A interpretação da classificação histopatológica do meningioma pode variar entre os patologistas.

8. Recomendações

1   . Todos os doentes com suspeita de meningioma intracraniano devem ser submetidos a RMN com estudos de contraste para se chegar a um diagnóstico pré-operatório conclusivo e para proporcionar uma melhor gestão perioperatória.

2)   Para obter melhores conclusões e resultados fiáveis, devem ser realizados mais estudos que incluam um grande número de doentes.

9. Bibliografia

Alexiou, G.A, Gogou, P, Markoula, S e Kyritsis, A.P, 2010, Management of meningiomas, Clinical neurology and neurosurgery, *112*(3), pp.177-182.

Backer-Grpndahl, T, Moen, BH, e Torp, SH, 2012, The histopathological spectrum of human meningiomas,International journal of clinical and experimental pathology, *5*(3), p.231.

Bhat, AR, Wani, MA, Kirmani, AR, e Ramzan, AU, 2014, Subtipos histológicos e localização anatómica correlacionados em tumores cerebrais meníngeos (meningiomas). Jornal de neurociências na prática rural, *5*(3), p.244.

Bozgeyik, Z, Onur, MR, e Poyraz, AK, 2013, o papel da ressonância magnética ponderada por difusão em contextos oncológicos, Quantitative imaging in medicine and surgery, *3*(5), p.269.

Carpeggiani, P, Crisi, G, e Trevisan, C, 1993, MRI of intracranial meningiomas: correlations with histology and physical consistency,Neuroradiology, *35*(7), pp.532-536.

Celtikci, E, Kaymaz, AM, Akgul, G, Karaaslan, B, Emmez, OH e Borcek, A, 2010, Análise Retrospetiva de 449 Pacientes com Meningioma Intracraniano Operados entre 2007 e 2013 em um Único Instituto. Neurocirurgia turca, *28*(1).

Chang ,AS and Ross ,JS,2008 , Diagnostic neuroradiology,in Meningioma ,2nd edition, Lee JH,Springer -Verlag London Ltd ,pp 55.

Chung, SB, Kim, CY, Park, CK, Kim, DG, e Jung, HW, 2007, Falx meningiomas: resultados cirúrgicos e lições aprendidas em 68 casos. Journal of Korean Neurosurgical Society, *42*(4), p.276.

Commins, DL, Atkinson, RD, e Burnett, ME, 2007, Revisão da histopatologia do meningioma.

Dillon WP, e Uzelac A, 2011, Modern imaging technique for meningioma, em Al-Mefty's Meningioma ,2 edn, Demonte F McDermott, MW Al-Mefty ,O, Thieme, New York, pp 107-108. Dowd, CF, Halbach, VV e

Higashida, RT, 2003, Meningiomas: o papel da angiografia pré-operatória e da embolização. Neurosurgical focus, *15*(1), pp.1-4.

Dumitrescu, GF, Indrei, A, El Husseini, M, Haba, D, Ianovici, N, Poeata, I e Turliuc, D, 2010, Posterior fossa meningiomas: Correlação entre o local de origem e a patologia. Rom Neurosurg, 17, pp.327-38.

Durand, A, Labrousse, F, Jouvet, A, Bauchet, L, Kalamarides, M, Menei, P, Deruty, R, Moreau, J.J, Fevre-Montange, M e Guyotat, J, 2009. Meningiomas de grau II e III da OMS: um estudo dos factores de prognóstico, Journal of neuro-oncology, *95*(3), pp.367-375.

Erzen Canan,2010,CT evaluation of meningioma in a comprehensive text 1ᵉ edn, Pamir, MN ,Black PM,Fahlbusch,R,Saunders,china,pp191-207.

Gasparetto, EL, Leite, CDC, Lucato, LT, Barros, CVD, Marie, SK, Santana, P, Aguiar, PHPD, and Rosemberg, S, 2007, Intracranial meningiomas: magnetic resonance imaging findings in 78 cases, Arquivos de neuro-psiquiatria, *65*(3A), pp.610-614.

Kros, J, de Greve, K, van Tilborg, A, Hop, W, Pieterman, H, Avezaat, C, Lekanne dit Deprez, R e Zwarthoff, E, 2001,NF2 status of meningiomas is associated with tumour localization and histology,TheJournal of pathology, *194*(3), pp.367-372.

Kunimatsu, A, Kunimatsu, N, Kamiya, K, Katsura, M, Mori, H e Ohtomo, K, 2016, Variants of meningiomas: a review of imaging findings and clinical features, Japanese journal of radiology, 34(7), pp.459-469.

Landriel,F e Black,P, 2010,Meningiomas in meningioma a comprehensive text 1ˢᵗ edn,Pamir, MN ,Black PM,Fahlbusch,R.Saunders,china,pp541-563.

Lee, JH, Sade, B, Choi, E, Golubic, M e Prayson, R, 2006, Meningotelioma como subtipo histológico predominante da base do crânio da linha média e meningioma espinal, Journal of neurosurgery, 105(1), pp.60-64.

Lin, BJ, Chou, KN, Kao, HW, Lin, C, Tsai, WC, Feng, SW, Lee, MS e Hueng, DY, 2014, Correlação entre a classificação por ressonância magnética e a classificação patológica no meningioma, Journal of neurosurgery, *121* (5), pp.1201-1208.

Mancall, Elliott L, Brock ,David G,2010 Gray 's Clinical Neuroanatomy ,1st edition ,Elsevier,China,pp76-77.

Moradi, A, Semnani, V, Djam, H, Tajodini, A, Zali, AR, Ghaemi, K, Nikzad, N e Madani-Civi, M, 2008, Pathodiagnostic parameters for meningioma grading. Journal of Clinical Neuroscience, *15*(12), pp.1370-1375.

Morisson, Alan L,Rushing, Elizabeth 2011,pathology of meningiomas in Al-Mefty's Meningioma ,2 edn, Demonte F McDermott, MW Al-Mefty ,O, Thieme, New York, pp 40-48.

Mumenthaler G,2006, Fundamentals of Neurology ,1st edn ,Thieme , New York,pp 48-49.

Prabhu, VC, Perry, EC, Melian, E, Barton, K, Guo, R e Anderson, DE, 2014, Meningiomas intracranianos em indivíduos com menos de 30 anos; Análise de factores de risco, histopatologia e taxa de recorrência, Neuroscience Discovery, *2*(1), p.1

Rockhill, J, Mrugala, M e Chamberlain, MC, 2007, Intracranial meningiomas: an overview of diagnosis and treatment.

Saloner, D, Uzelac, A, Hetts, S, Martin, A e Dillon, W, 2010, Modern meningioma imaging techniques, Journal of neuro-oncology, *99*(3), pp.333-340.

Saleh, EA, Taibah, AK, Achilli, V, Aristegui, M, Mazzoni, A e Sanna, M, 1994, Posterior fossa meningioma: estratégia cirúrgica, Skull base surgery, *4*(04), pp.202-212.

Sav, Aydin,Scheithauer ,Bernd W, 2010,Neuropathology of Meningioma in Meningioma a Comprehensive Text 1 st edn,Pamir, MN ,Black PM,Fahlbusch,R, Saunders,china,pp99-115

Schuenke M,Schulte E,Schumacher,U 2010,Central nervous system in Thieme Atlas of Anatomy 1st edition, Thieme, New York, pp 172-186.

Shah, S, Gonsai, RN e Makwana, R, 2013, Estudo histopatológico do meningioma no hospital civil, Ahmedabad. Revista Internacional de Investigação e Revisão Actuais, *5*(3), p.76.

Soyama, N, Kuratsu, JI e Ushio, Y, 1995. Correlação entre imagens de ressonância magnética e histologia em meningiomas: As imagens ponderadas em T2 indicam o conteúdo de colagénio nos tecidos, Neurologia medico-chirurgica, *35*(7), pp.438-441

Watts, J, Box, G, Galvin, A, Brotchie, P, Trost, N e Sutherland, T, 2014, Magnetic resonance imaging of meningiomas: a pictorial review, Insights into imaging, *5*(1), pp.113-122.

Wu, ZB, Yu, CJ e Guan, SS, 2005, Posterior petrous meningiomas: 82 casos. Journal of neurosurgery, *102*(2), pp.284-289.s

10.1 APÊNDICE - I

FORMULÁRIO DE CONSENTIMENTO INFORMADO

অবগতিক্রমে সম্মতিপত্র

আমি ডাঃ বিপিন চৌরাশিয়া রেসিডেন্ট, নিউরোসার্জ্জারী বিভাগ, বঙ্গবন্ধু শেখ মুজিব মেডিকেল বিশ্ববিদ্যালয়, অত্র হাসপাতালে একটি গবেষণা কার্যক্রম পরিচালনা করছি। এই সম্মতিপত্রের উদ্দেশ্য হলো আপনাকে আমার গবেষণার বিষয়বস্তু সম্পর্কে প্রয়োজনীয় তথ্য প্রদান করা, যে তথ্যগুলো আপনাকে সিদ্ধান্ড নিতে সাহায্য করবে, আপনি এই গবেষণায় অংশগ্রহণ করবেন কি না ?

উদ্দেশ্য পদ্ধতি :

এই গবেষণার উদ্দেশ্য হল, আপনার মাথায় মেনিঞ্জিওমা নামক যে টিউমারটি হয়েছে, এম.আর.আই স্ক্যানে টিউমারটির অবস্থানের সাথে অপারেশনের পরবর্তী সময়ে টিউমারটির ধরণের মধ্যে সম্পর্ক স্থাপন করা। এই গবেষণা আপনাকে অপারেশনের পূর্বেই টিউমারটির প্রকৃতির সম্পর্কে অগ্রিম ধারণা পেতে সাহায্য করবে।

এই গবেষণাটি নিউরোসার্জ্জারী বিভাগ, বঙ্গবন্ধু শেখ মুজিব মেডিকেল ইউনিভার্সিটি কর্তৃক পরিচালিত হবে। এই গবেষণার জন্য বঙ্গবন্ধু শেখ মুজিব মেডিকেল ইউনিভার্সিটি নিউরোসার্জ্জারী বিভাগের মেনিঞ্জিওমা টিউমার আক্রান্ড রোগীকে অন্ড্র্ভূক্ত করা হবে।

আপনি যদি এই গবেষণায় অংশগ্রহণ করতে সম্মত থাকেন তাহলে নিয়োজিত চিকিৎসক সে সম্পর্কিত কিছু প্রশ্ন আপনাকে করবেন।

গবেষণার ঝুঁকি :

এই গবেষণার আপনার কোন ঝুঁকি নেই।

গবেষণায় অংশগ্রহণের সুবিধাঃ

এই গবেষণায় অংশগ্রহণ করলে আপনি ব্যক্তিগতভাবে লাভবান হতে পারেন। এই গবেষণা বাংলাদেশ নিউরোসার্জারী বিভাগের চিকিৎসকদের এই রোগ সম্পর্কে আরো জানতে সহায়তা করবে।

বিকল্প ঃ

এই গবেষণায় অংশগ্রহণ করা কিংবা না করার ব্যাপারে বা অংশগ্রহণ করার পর যে কোন সময় আপনি/আপনার রোগীকে গবেষণা থেকে সরিয়ে নিতে পারেন।

খরচঃ

এই গবেষণায় অংশগ্রহণের জন্য আপনার কোন খরচ নাই বা আপনাকে কোন টাকা পয়সা দেয়া হবে না।

গোপনীয়তা ঃ

গবেষণা চলাকালীন ও পরবর্তীতে সকল তথ্য কঠোরভাবে গোপন রাখা হবে। আপনার আইডি নম্বর সম্বলিত সব ধরনের কাগজপত্রে আপনার/রোগীর নাম ও ঠিকানা বসিয়ে অফিসের ফাইল কেবিনেট তালাবদ্ধ থাকবে। ব্যক্তিগত বিষয়াদি তথ্য বিশে-ষণে প্রতিবেদন তৈরিতে এবং প্রকাশনার কাজে ব্যবহার হবে না এবং গবেষণার পরীক্ষা ব্যতীত কারো কাছে প্রকাশ করা হবে না। ফলে আপনার/রোগীর কোন তথ্য অন্য কেউ জানতে পারবে না।

স্বেচ্ছামূলক অংশগ্রহণঃ

এই গবেষণায় আপনার অংশগ্রহণ সম্পূর্ণ স্বেচ্ছামূলক। আপনি গবেষণায় অংশগ্রহণে অস্বীকৃতি জানাতে পারেন অথবা গবেষণা চলাকালীন যে কোন সময় গবেষণা থেকে আপনি/আপনার রোগীকে প্রত্যাহার করে নিতে পারেন। তাতে আপনার চিকিৎসার কোন তারতম্য হবে না। এই ফর্মে স্বাক্ষর করলে আপনার আইনগত কোন অধিকার খর্ব হবে না।

প্রশ্নাবলী ঃ

যদি আপনার কোন প্রশ্ন তাকে তবে দয়া করে জিজ্ঞাসা করবেন। আমরা উত্তর প্রদান করার যথাসাধ্য চেষ্টা করবো। যদি ভবিষ্যতে আপনার অতিরিক্ত কোন প্রশ্ন থাকে তাহলে গবেষণারত ডাক্তারের সাথে যোগাযোগ করতে পারেন।

সম্মতির স্বীকারোক্তি:

আমি গবেষণায় নিয়োজিত চিকিৎসক-এর সাথে (যিনি আমার/রোগীর শারীরিক পরীক্ষা করবেন) এই গবেষণা নিয়ে আলোচনায় সন্তুষ্টি প্রকাশ করছি। আমি এটা বুঝেছি যে গবেষণায় অংশগ্রহণ স্বেচ্ছামূলক এবং আমি যে কোন সময় কোন বাধ্যবাধকতা ছাড়াই গবেষণা থেকে আমাকে/রোগীকে বিরত রাখতে পারি। আমি উপরোক্ত শর্তগুলো পড়েছি/আমার সম্মুখে পড়া হয়েছে এবং স্বেচ্ছায় গবেষণায় অংশগ্রহণ করতে সম্মতি জ্ঞাপন করছি।

সাক্ষাৎকার গ্রহণকারীর স্বাক্ষর: অংশগ্রহণকারীর স্বাক্ষর: সাক্ষীর স্বাক্ষর:

তারিখ: বৃদ্ধাঙ্গুলির ছাপ   বৃদ্ধাঙ্গুলির ছাপ

            তারিখ: তারিখ

10.2 Apêndice-II

FICHA DE RECOLHA DE DADOS

Departamento de Neurocirurgia,

Universidade de Medicina Bangabandhu Sheikh Mujib.

Título - Associação entre a graduação histopatológica e a localização anatómica no meningioma intracraniano.

Nome do investigador: -Dr. **Bipin Kumar Chaurasia**

Residente, Fase B, Departamento de Neurocirurgia, BSMMU.

Número do processo [＿＿＿] Número de   registo [＿＿＿]

Dados do paciente:

1Nome

2.   idade: - [＿＿＿]   anos

3.   Sexo - [＿＿＿]   masculino = 1, feminino =2

4.   Endereço [＿＿＿＿＿＿＿＿]

5.   Cama no- [＿＿＿] ward [＿＿＿]

6.   Registo não [＿＿＿]

7.   data de admissão - [   ]

8. Data da cirurgia -

9.   Contacto não - [   ]

10. Apresentação clínica: Não -1 , Sim -2

Dor de cabeça [   ]

Vómitos [   ]

Perturbação visual [   ]

Convulsão [   ]

Fraqueza dos membros [   ]

11. Exame neurológico: Normal -1, Deficiente -2, Não foi possível avaliar -3

Função mental superior Marcha [   ]

Nervo craniano [   ]

Sistema motor Sistema sensorial [   ]

Sinal cerebelar [   ]

12. Caraterísticas radiológicas:

RESSONÂNCIA MAGNÉTICA:

Localização: [   ]

1. convexidade [   ]

2. Parasagital ☐

3. crista esfenoidal ☐

4...Tuberculum sellae ☐
5. sulco olfativo ☐

6. parafalcina ☐

7. Tentorial ☐

8. intraventricular ☐

9. ângulo   cerebelopontino ☐

10. petroclival ☐

11. Convexidade cerebelar ☐

12. outros (intraorbitais, seio cavernoso, etc.)

tiwi ☐

1. hipointensa ☐

2. isointensa ☐

3. hiperintensa ☐

T2WI ☐

1. hipointensa ☐

2. isointensa ☐

3. hiperintensa ☐

Contraste T1

☐

1 . Homogéneo ⎣________⎦

2Heterogéneo ⎣________⎦

Histopatologia

Meningioma grau OMS 1 ⎣________⎦⎣________⎦

2 ⎣________⎦

3 ⎣________⎦

Subtipo de meningioma ⎣________⎦

1. meningothelial (syncytial)	
2. psammomatous	
3 .fibrous	
4. Transitional	
5. angiomatous	
6. secretory	
7. Lymphoplasmacyte rich	
8 .metaplastic	
9. microcystic	
10. atypical	
11.chordoid	
12. Clear cell	
13. papillary	
14. rhabdoid	
15.anaplastic	

10.3 Apêndice - III

Métodos estatísticos/Fórmulas estatísticas

As fórmulas utilizadas para a análise estatística:

1. O teste do qui-quadrado

$$\chi^2 = \sum_i \frac{(O_i - E_i)^2}{E_i}$$

Oi = número observado de casos na categoria i

Ei = número esperado de casos na categoria i

Calcular o grau de liberdade

Grau de liberdade (d f) = (número de linhas-1) x (número de colunas-1)

O teste estatístico para determinar a significância da diferença foi efectuado utilizando o teste do Qui-quadrado (calculado pela versão 22 do SPSS), em que o valor 'P' <0,05 foi considerado significativo.

10.4 Apêndice-IV

Imagens representativas

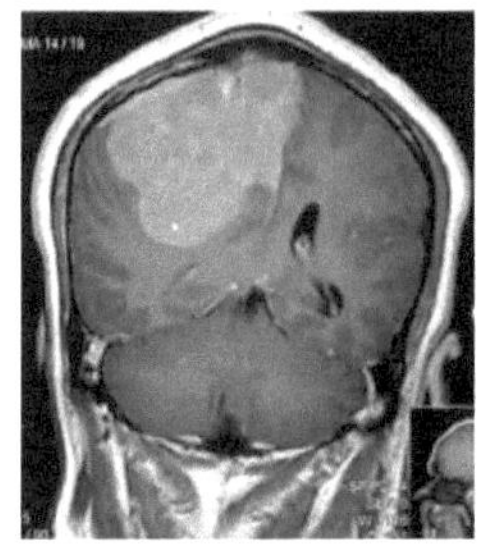

T1WI Vista coronal

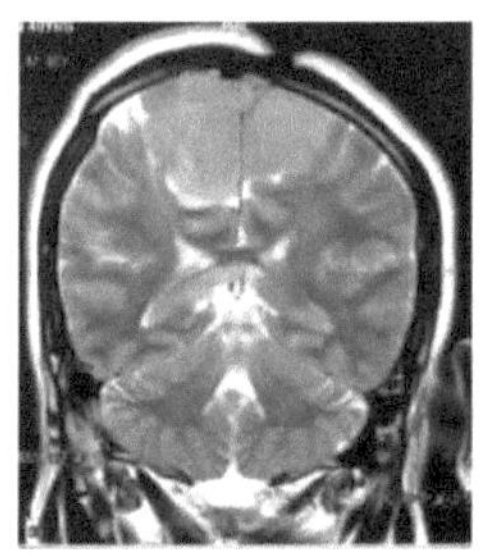

T2WI Vista coronal

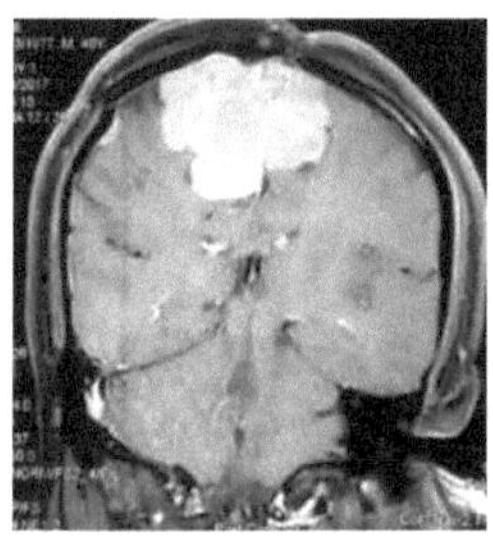

T1WI com captação de contraste

Meningioma parassagital

Histopatologia - Meningotelial OMS-1

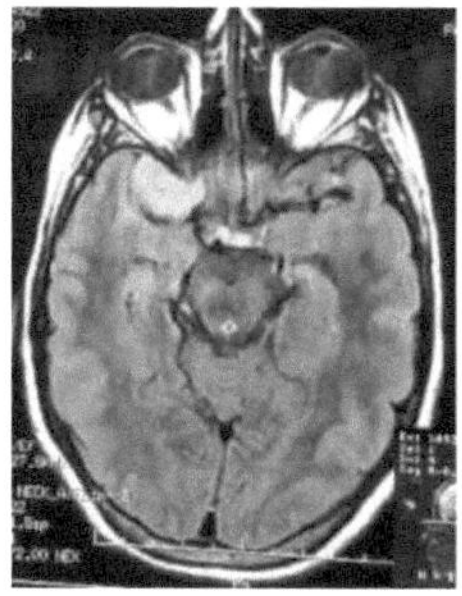

T1WI vista axial

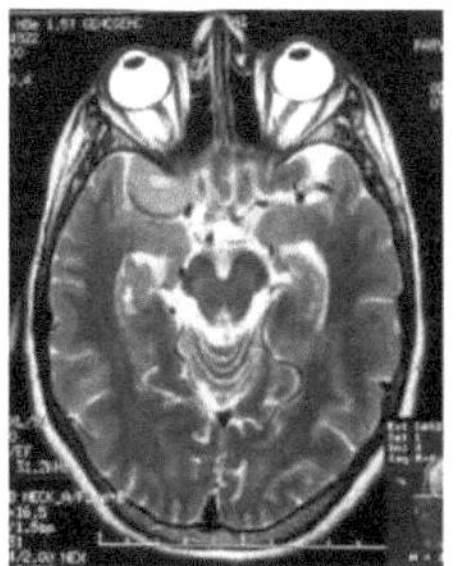

Vista axial T2WI

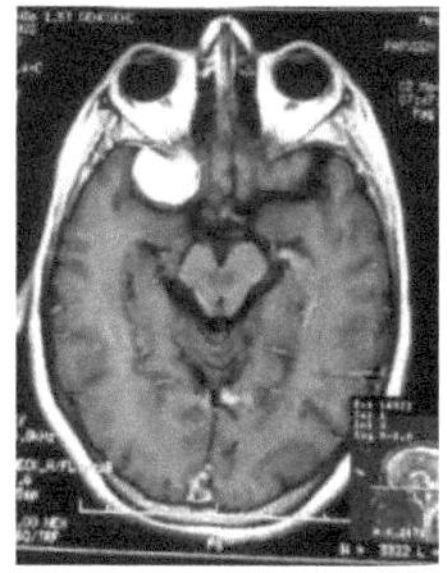

T1WI vista axial

Captação de meningioma esfenoidal
 Contraste homogéneo

Histopatologia - Meningioma psammomatoso OMS -1

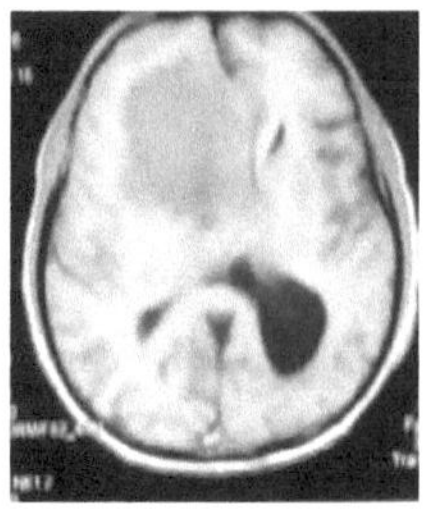

Secção axial T1WI

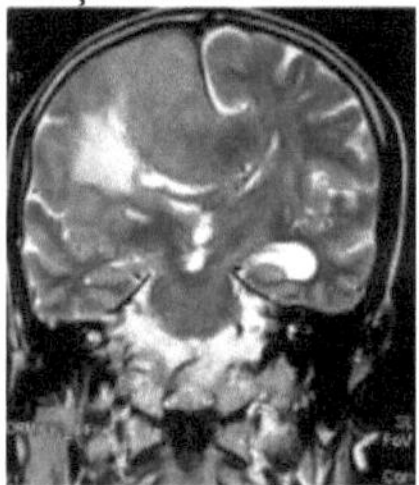

Secção coronal T2WI

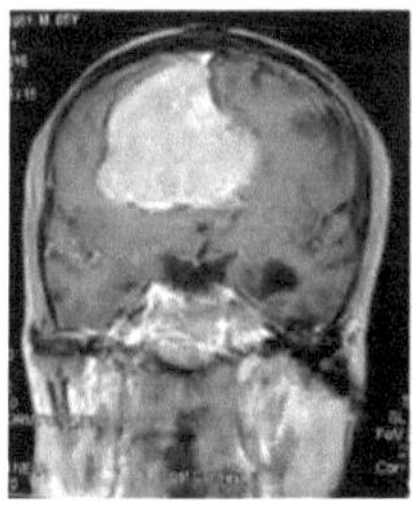

imagem coronal com contraste

Meningioma parassagital
Histopatologia-meningotelial

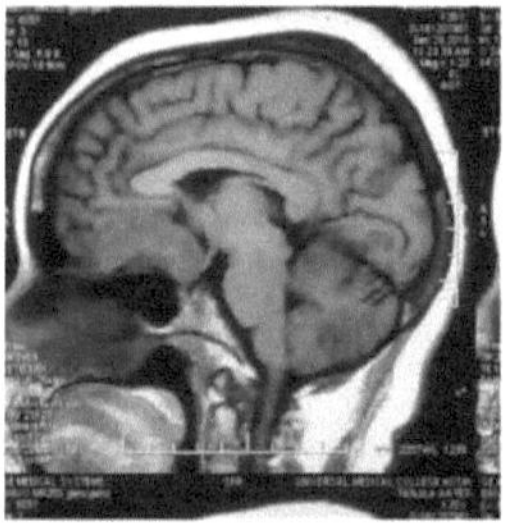

Imagem sagital T1WI

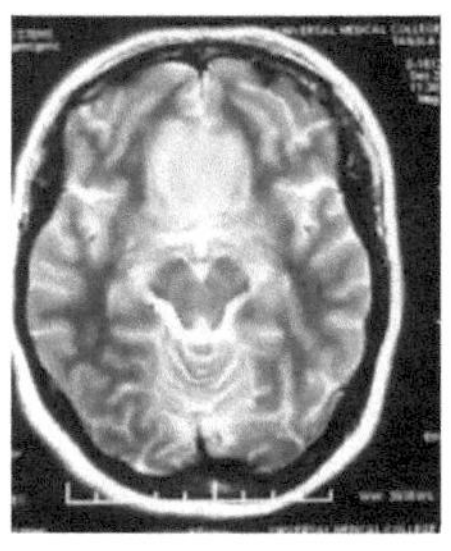

Secção axial T2WI

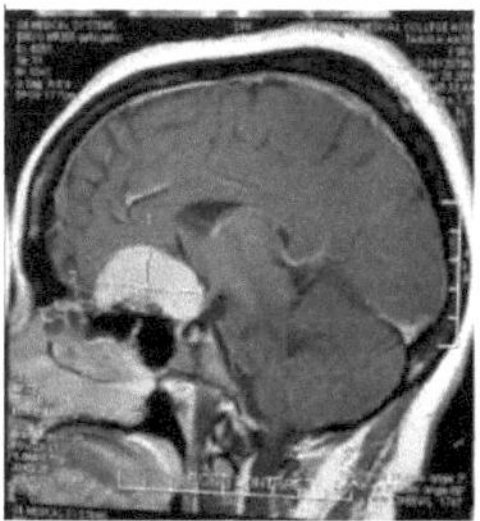

imagem sagital com contraste

Meningioma do tubérculo da sela

Histopatologia do meningioma psamomatoso

10.5   Apêndice -V

CERTIFICADO DE APURAMENTO DO IRB

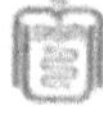

বঙ্গবন্ধু শেখ মুজিব মেডিক্যাল বিশ্ববিদ্যালয়
Bangabandhu Sheikh Mujib Medical University

রেজিস্ট্রার অফিস   Office of the Registrar

No. BSMMU/2016/3890   Date: 25-9-2016

Dr. Bipin Kumar Chaurasia
MS (Phase-B) Resident
Department of Neurosurgery
Bangabandhu Sheikh Mujib Medical University
Shahbag, Dhaka- 1000

Sub: **Institutional Review Board (I.R.B) Clearance.**

With reference to your application on the above mentioned subject, this is to inform you that your Research Proposal entitled **"Correlation between histopathological grading and anatomical location in intracranial meningioma"** has been reviewed and approved by the Institutional Review Board (IRB) of Bangabandhu Sheikh Mujib Medical University in its 120th meeting held on 16 August 2016.

You are requested to follow the Institutional Review Board (I.R.B) guidelines.

Expected Examination date July' 2018.

25/9/2016

(**Dr. Shaikh Abdullah Al Mamun**)
Member Secretary
Institutional Review Board
BSMMU, Shahbag, Dhaka.

10.6 Apêndice - VI

Fluxograma do procedimento de estudo

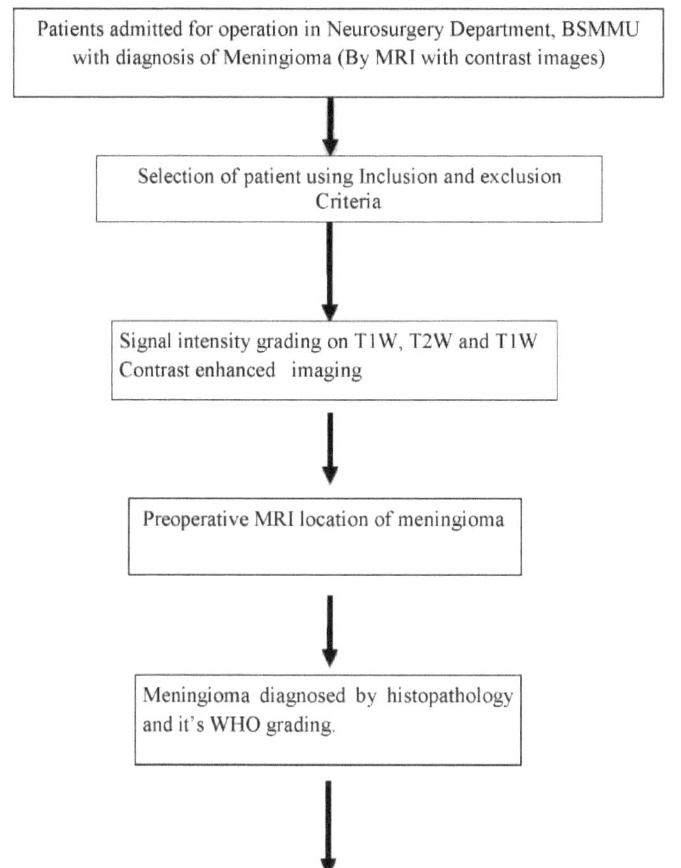

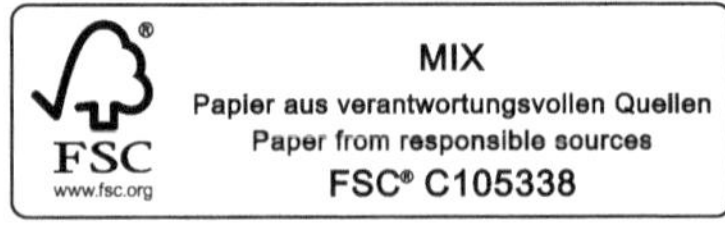

Printed by Books on Demand GmbH, Norderstedt / Germany